许 丹　胡外光　董有方　陈敏莲　编著

基于信创技术的清廉医院信息化建设

学苑出版社

图书在版编目（CIP）数据

基于信创技术的清廉医院信息化建设 / 许丹等编著．—北京：学苑出版社，2023.7
（卫生健康信息系统研究丛书 / 董有方，陈敏莲，许丹主编）
ISBN 978-7-5077-6684-4

Ⅰ．①基… Ⅱ．①许… Ⅲ．①医院－管理－信息化建设－研究 Ⅳ．① R197.324

中国国家版本馆 CIP 数据核字（2023）第 101692 号

责任编辑：黄小龙
出版发行：学苑出版社
社　　址：北京市丰台区南方庄 2 号院 1 号楼
邮政编码：100079
网　　址：www.book001.com
电子邮箱：xueyuanpress@163.com
联系电话：010-67601101（营销部）、010-67603091（总编室）
印 刷 厂：北京建宏印刷有限公司
开本尺寸：710 mm × 1000 mm　1/16
印　　张：17.875
字　　数：214 千字
版　　次：2023 年 7 月第 1 版
印　　次：2023 年 7 月第 1 次印刷
定　　价：68.00 元

中电湘江数据服务有限公司、湖南省儿童医院组织编写

○ **编　著**

许　丹　　胡外光　　董有方　　陈敏莲

○ **文字整理**

（以姓氏笔画为序）

王　道	邓卫平	龙朝杰	田　媛	史晓琳
吕晓刚	刘超毅	李　军	汪　睿	张　帆
陆淘宝	陈峥珍	范　涛	罗振寰	周　颖
胡　亮	胡　强	胡珊珊	胡洪明	钱　森
徐　骁	徐　曾	凌科峰	黄　海	黄　萍
黄才明	黄玉泉	符　韵	彭　越	彭海龙
董　静	覃　佳	舒孝文	蒙永亮	谭辉艳

前　言

清廉医院建设是深入贯彻习近平新时代中国特色社会主义思想、落实习近平总书记关于全面从严治党和深化卫生健康事业改革发展系列重要讲话精神的重要举措。清廉医院建设是以党的政治建设为统领、贯彻新时代医院建设总要求、全面执行和落实党委领导下的院长负责制、实现党的领导与现代医院管理深度融合的系统工程，清廉医院建设是医院高质量发展的保障，清廉医院信息化建设是实现党建、业务、管理信息融合互通的有力技术支持。推动基于信息应用创新技术的清廉医院信息化建设，既是一项民生工程，更是一项重大国家战略工程，是医院信息化建设者保护广大人民群众健康的职责所在，也是维护国家安全神圣而崇高的职责。

为此我们组织编写了《基于信创技术的清廉医院信息化建设》一书，全书分为概述、技术篇、业务篇、管理篇和保障篇五部分。

概述包括清廉医院建设的背景、清廉医院信息系统建设的必要性、清廉医院信息系统建设的目标与内容、清廉医院信息系统建设的原则等内容；技术篇包括基于信创技术的清廉医院信息系统技术架构、清廉医院信息系统的基础设施、清廉医院信息系统的安全保障、基于信创技术的系统迁移与适配等内容；业务篇包括清廉医院门户、清廉医院党群行政内控系统、清廉医院医德医风系统、清廉医院绩效考核系统等内容；管理篇包括清廉医院药械监管系统、清廉医院供应商管理系统、清廉医院医疗质量监管系统、清廉医院财务监管系统、清廉医院审计监管系统、清廉医院医保监管系统、清廉医院安全监管系统、清廉医院综合监管系统等内容；保障篇包括清廉医院党务管理、清廉医院人才建设、清廉医院文化建设等内容。

本书全面地介绍了信创技术及清廉医院信息化建设的前沿信息，旨在为清廉医院信息化的建设者、使用者和管理者提供更多、更新、更完备的信息，从而加快推进信创技术的行业应用和医院信息化建设。本书在编写过程中得到了有关领导、专家的大力支持和尽心指导，在此谨表谢忱。由于编者水平有限，书中可能存在纰漏，敬请专家和读者赐教。

全体编者

2023 年 5 月于长沙

目　录

目 录

管理篇

目　录

保障篇

附　录

概　述

一、清廉医院建设的背景

2017 年 10 月 18 日，习近平总书记在中国共产党第十九次全国代表大会的报告中指出："只有以反腐败永远在路上的坚韧和执着，深化标本兼治，保证干部清正、政府清廉、政治清明，才能跳出历史周期率，确保党和国家长治久安。"

2018 年 6 月，中共中央办公厅印发《关于加强公立医院党的建设工作的意见》，文件要求："加强医院党风廉政建设和反腐败工作。""把抓好思想政治工作和医德医风建设作为公立医院党组织重要任务。""引导医务人员弘扬和践行敬佑生命、救死扶伤、甘于奉献、大爱无疆的崇高职业精神，塑造医术精湛、医德高尚、医风严谨的行业风范。"

2018 年浙江省率先在全国开展清廉医院建设，7 月 20 日中共浙江省委下发《关于推进清廉浙江建设的决定》，决定要求：推进清廉医院建设。持续深化医药卫生体制改革，积极稳妥改革政府对医疗机构的投入机制，建立符合医疗卫生行业特点的人事薪酬制度，探索加强对医药生产、流通、销售企业和医药代表的监管措施。建立完善明察暗访督查制度，紧盯健康扶贫、医疗保险、药品购销、项目建设等重点领域，严肃查处药械购销和医疗服务中收受回扣、"红包"等腐败问题。加强医德医风建设，大力弘扬医者仁心、大医精诚等传统医德医风文化和敬佑生命、救死扶伤、甘于奉献、大爱无疆的医疗卫生职业精神。

2018年9月，浙江省卫生计生委下发《关于推进清廉医院建设的实施意见》（浙卫发〔2018〕49号），文件要求：坚持以习近平新时代中国特色社会主义思想为指导，全面落实新时代党的建设总要求，加强党对公立医院的领导，紧紧围绕清廉浙江建设的战略目标，推动"健康浙江""清廉卫生"建设再深化，推动卫生计生系统全面从严治党向纵深发展、向基层延伸、向每个支部和党员覆盖，推动清廉思想、清廉制度、清廉规则、清廉纪律、清廉文化融入医院建设发展的各方面全过程，做到不敢腐、不能腐、不想腐一起推进，巡视巡察、整改落实一体推进，主体责任、监督责任落实一体推进，各级各类医院主管部门（单位）、各级各类医院一体推进，努力打造党风清正、院风清朗、医风清新的清廉医院。

2020年以来，各省、市相继下发推进清廉省、清廉市文件。2021年7月中共湖南省委下发《关于推进清廉湖南建设的意见》（湘发〔2021〕19号），文件要求：建设清廉医院。不断健全医疗卫生服务体系，完善现代医院治理体系、医保基金监管体系以及医药生产流通领域监管体系。深化药品和耗材集中采购、医务人员薪酬等医疗体制改革，完善现代医院管理制度。加快智慧医院建设。集中治理收受回扣、虚假宣传、不合理检查、不合理用药、不合理治疗和欺诈骗保等群众反映强烈的突出问题。严肃查处医药购销和医疗服务领域腐败问题。加强医德医风建设，引导医务人员清廉从医。

概 述

2021年，国家卫健委、国家医保局、国家中医药局联合下发《关于印发医疗机构工作人员廉洁从业九项准则的通知》（国卫医发〔2021〕37号），要求每一位医疗机构工作人员严格执行九项准则，即"合法按劳取酬，不接受商业提成""严守诚信原则，不参与欺诈骗保""依据规范行医，不实施过度诊疗""遵守工作规程，不违规接受捐赠""恪守保密准则，不泄露患者隐私""服从诊疗需要，不牟利转介患者""维护诊疗秩序，不破坏就医公平""共建和谐关系，不收受患方'红包'""恪守交往底线，不收受企业回扣"。

各地纷纷制定政策、下发文件，开展清廉医院建设。2021年9月，湖北省纪委机关、省卫健委、省医保局和省药监局联合印发《关于推进清廉医院建设的实施意见》，文件提出：健全执纪执法工作机制，提高监管智能信息化水平，各级卫生健康行政部门要充分发挥智能信息化手段的监管优势，进一步加快推进医疗服务行为智能监管信息系统建设，医疗保障部门要加快推进医保管理服务与智能监控信息系统建设，确保医保基金合理规范使用。建立行业综合监管机制，各级卫生健康和医疗保障行政部门要加快推进机构自治、行业自律、政府监管、社会监督的综合监管体系建设。深化以案促改促治工作，各级监管部门和纪检监察机构要加大对问题线索的查处力度，对典型案件及时通报曝光，充分发挥案件警示效果。2022年8月湖南省卫健委党组、中共湖南省纪委监委驻省卫健委纪检监察组下发《关于推进清廉医院建设的指导意见》（湘卫党发〔2022〕34号），通知要求：坚持以习近平新时代中国特色社会主义思想为指导，全面贯彻党的十九大和十九届历次全会精神，深刻领悟"两个确立"，增强"四个意识"，坚定"四个自信"，做到"两个维护"，以弘扬自我革命精神，切实将严的主基调贯彻至推进清廉医院单元建设的全过程，紧盯人民群众急难愁盼问题，进一步筑牢医院高质量发展安全网底，不断推进全面从严治党向纵深发展，为全力实施"健康湖南"战略贡献力量。在全省营造党风清正、院风清朗、行风清新的现代医疗发展环境，让清廉医院建设在湖湘大地绽放新时代医疗战线光芒。

2021年10月，国家卫健委在浙江省召开新闻发布会，肯定清廉医院建设取得的成就。2022年中央纪委国家监委网站以"数字赋能助推清廉医院建设"为题报道浙江省清廉医院建设取得的成效。

二、清廉医院信息系统建设的必要性

清廉医院建设是以党的政治建设为统领、落实新时代党的建设总要求、全面执行和落实党委领导下的院长负责制、实现党的领导与现代医院管理深度融合的系统工程，涉及党务管理、行政管理、医德医风建设、医院文化建设、医疗质量管理、医疗安全管理、人才管理、绩效管理、医疗保障管理、财务管理、药械管理、项目工程管理等诸多方面的建设与管理。为实现权力运行的全程精准监控、诊疗服务行为的常态化监管，清廉医院建设必须实现党建、业务、管理信息融合互通，必须有不断创新的信息技术予以支撑。

现行医院信息系统建设模式主要用于支撑医院业务运行，辅助部分医疗业务管理，难以支撑以党的政治建设为统领的融党建、业务、管理为一体清廉医院建设要求。

现行医院信息系统大多基于国外公司的芯片、操作系统和数据库环境开发，存在底层安全隐患，一旦发生"脱钩""断供"事件，其后果将非常严重。

近几年来，人工智能、第五代移动通信（5th-generation mobile communication technology，5G）、区块链、物联网等新一代信息技术发展迅速，国家信息技术创新产品不断推出，为清廉医院信息化建设提供了安全可靠、高效便捷的基础设施。

基于以上现状，各级政府在推进清廉医院建设的同时非常重视其信息建设，将其作为清廉医院建设中的重要保障措施。2023 年元月，国务院办公厅下发《关于深入推进跨部门综合监管的指导意见》（国办发〔2023〕1号），文件要求：对食品、药品、医疗器械等直接关系人民群众生命财产安全、公共安全和潜在风险大、社会风险高的重点领域及新兴领域中涉及多部门监管的事项，要积极开展跨部门综合监管。加快大数据、人工智能、物联感知、区块链等技术应用，积极开展以部门协同远程监管、移动监管、预警防控等为特征的非现场监管，通过多维数据关联分析，快速有效协同处置问题，提升跨部门综合监管智能化水平。

清廉医院建设是党风清正的政治生态建设、院风清朗的行业生态建设、行风清新的从业生态建设。清廉医院建设是公立医院高质量发展的重要抓手，是深化医疗卫生体制改革的推进剂。

三、清廉医院信息系统建设的目标与内容

基于信创技术的清廉医院信息系统建设的总体目标是为"以党的政治建设为统领，建设党的领导与现代医院管理和业务深度融合的清廉医院，实现党风清正、院风清朗、医风清新、行风清明、院企清廉"提供信息技术支撑。

清廉医院信息系统在整合已有软件系统的基础上，根据医院党建工作、临床业务、管理流程和未来发展的要求，利用信创技术及现代云计算、大数据、物联网、互联网、人工智能等先进技术对医疗服务、医院管理等应用进行优化、完善和升级，建设党建党务、运营管控、医德医风、监督评价等系统，为实现数字化、自动化、智能化的智慧清廉医院提供技术服务；为深化医疗卫生体制改革、公立医院的高质量发展、区域医疗中心和紧密型医共体建设提供技术支持。

基于信创技术的清廉医院信息系统建设包括清廉医院信息系统技术架构、信息系统的基础设施、信息系统的安全保障、信息系统迁移与适配、清廉医院门户网站建设、清廉医院党群行政内控系统、清廉医院医德医风系统、清廉医院绩效考核系统、清廉医院药械监管系统、清廉医院供应商管理系统、清廉医院医疗质量监管系统、清廉医院财务监管系统、清廉医院审计监管系统、清廉医院医保监管系统、清廉医院安全监管系统、清廉医院综合监管系统、清廉医院党务管理、清廉医院人才建设、清廉医院文化建设等内容。清廉医院信息系统与门急诊医生工作站、住院医生工作站、护士工作站、手术信息系统、麻醉信息系统、药事信息系统、检验信息系统、医学影像信息系统、病理信息系统等业务系统对接;与医务管理、护理管理、财务管理、物资管理、人事管理、病案统计等运营管理系统对接,实现全院范围内信息的互联互通、共享协同。

四、清廉医院信息系统建设的原则

建设基于信创技术的清廉医院信息系统主要遵循以下基本原则。

(一)安全为先

信息安全是信息系统的基础,是保护医院数据和患者个人隐私的必要条件,也是体系平稳运行的基础,其内容主要包括以本质安全为核心的操作系统安全、网络安全、传输安全、数据安全、应用系统安全和终端安全等。

(二)自主可控

清廉医院信息系统的硬件基础设施、基础软件以及应用软件等,应使用具有国产自主知识产权的技术和设备,特别是 CPU、操作系统、数据库等核心组件必须保证自主可控。

(三)统一规划

以党建为统领,融党建、业务、管理为一体的清廉医院信息系统建设是一个系统工程，必须做好顶层设计，进行信息资源统筹规划，统一建设规范、标准和管理制度，明确各科室各部门的信息化建设目标和任务。清廉医院信息系统涉及不同的职能部门和业务科室，可通过科室、部门先试点运行，积累经验，进一步调整和完善"总体设计"，为全院推广打下良好的基础。应实现源数据发生点一次采集、多处共享，避免重复采集、数出多门；应实现医院数据的统一发布，避免部门各自对外发布数据而出现口径不一的数据混乱情况。

（四）迭代推进

信息系统的应用是一个过程，需要随着政策的调整、业务的变化、技术的发展而完善修改。唯迭代推进既能及时响应用户需求，又能控制研发成本和实施运维成本。系统设计时应依照"微服务"理念，适度划分模块粒度、规划迭代流程、测算迭代周期。基于整体设计的迭代推进没有终点，没有最好，只有更好。

（五）开放融合

清廉医院信息系统涉及众多的部门、科室和业务，必须坚持"开放融合、共建共享"的原则。需要政府主管部门、各业务主管部门、与医院相关的供应商企业以及各软硬件厂商的充分协同合作，需要对涉及的多方利益链、权力链、生态链进行动态调整整合，需要统筹规划、互联互通、合作协同，以形成多方参与、共建共享、服务规范的开放融合新格局。

（六）整合保护资源

整合资源避免重复建设。新建在建项目，必须遵循总体设计要求建设、实施；原有系统，需要升级改造的，升级时须遵循总体设计的规范；原有系统，能继续运行的，在运行中逐步调整，渐进融入系统。特别注意保护数据资源，保护历史数据及相关的数据字典和数据代码表。

（七）强化标准规范

按照法规为本、标准先行，安全为上、保护隐私的要求，严格遵守并采用国家标准与规范、部门相关标准与规范，特别注意与各部门间有关标准规范的兼容互通。与有关部门合作推进清廉医院信息安全标准、清廉医院信创技术应用标准、清廉医院信创基础设施标准的建立与应用；与有关部门合作推进清廉医院党建知识库、规则库等标准体系建设，推进清廉医院政务知识库、规则库等标准体系建设，推进清廉医院运营管理知识库、规则库等标准体系建设，推进清廉医院医疗业务知识库、规则库等标准体系建设。

技术篇

| 第一章 |

基于信创技术的清廉医院信息系统技术架构

基于信创技术的清廉医院信息系统技术架构包括总体架构、软件架构、硬件架构、网络及安全架构等方面的内容。

第一节　总体架构

清廉医院信息化建设总体架构由以下部分组成：基于信创技术的基础设施、信息集成平台、数据中心、监管应用、监管门户、标准与规范、安全与运维。

一、基于信创技术的基础设施

基础设施是支撑整个清廉医院信息系统运行的软硬件及网络等资源，主要包括各类系统软件、系统硬件、网络设备、安全设备、容灾备份以及数据存储等。

在国内，信创体系主要有中国电子（CEC）、华为、中国电科（CETC）、浪潮四大生态体系，形成了国内信创产业的核心主体。

其中，中国电子拥有从基础芯片（飞腾、盛科）、操作系统（麒麟）、数据库（达梦等）、整机（中国长城）、应用系统（中国软件、中电金信等）到信息安全（奇安信）的自主安全产业链，以"PK体系"（飞腾Phytium+麒麟Kylin）为核心体系基础架构，加入"S-Security"立体防护的安全链，打造安全先进绿色的"PKS"（核心芯片、操作系统、安全机制）自主安全计算底座。

二、信息集成平台

信息集成平台为清廉医院的数据及应用提供技术基础和保障，通过信息标准、交换原则的制定，对业务系统提供标准的信息交换服务，包括消息传输、数据交换、数据整合、服务集成、流程整合和管理监控等。

三、数据中心

数据中心用于清廉医院各类数据的存储、处理和管理，主要包括基础信息库、临床数据中心、运营数据中心、其他业务数据库等。

四、监管应用

监管应用基于平台数据中心提供各类业务的监管及业务应用，主要包括临床业务监管、医疗质量监管、运营运行情况监管、医保业务监管以及医德医风评价、行政内控、绩效评价等功能。

五、监管门户

监管门户是清廉医院对内和对外信息传递的窗口，包括公众服务、绩效监管、医疗质量监管、医疗保障监管、药械监管、药品监管等监管服务。

六、标准与规范

通过规范的业务梳理和标准化的数据定义，要求系统建设方必须遵循相应的规范标准来加以实施，严格遵守既定的标准和技术路线，从而实现多部门（单位）、多系统、多技术以及异构平台环境下的信息互联互通，确保整个系统的成熟性、拓展性和适应性，规避系统建设的风险。

七、安全与运维

信息安全与系统运维管理是清廉医院建设和运行的重要组成部分。其中，信息安全不仅包括技术层面的安全保障（如网络安全、系统安全、应用安全等），而且包括各项安全管理制度和运维管理制度。完善的、系统的运维管理是系统稳定、安全运行的重要保障。

清廉医院信息化总体架构见图 1-1：

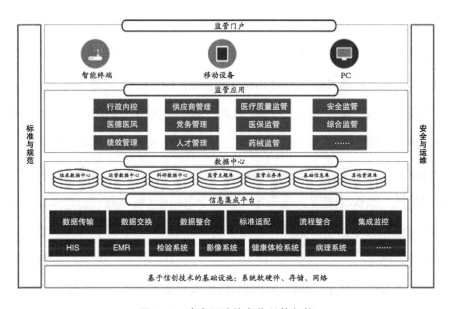

图 1-1　清廉医院信息化总体架构

第二节 软件架构

清廉医院软件架构分为系统软件层、信息集成平台层及监管应用层三个层次。

一、系统软件层

系统软件是清廉医院应用系统的基础，包括基于信创技术的操作系统、数据库、中间件等。

（一）操作系统

操作系统作为底层硬件与用户间的沟通桥梁，是组成计算机系统的核心软件，其功能主要包括内存管理、进程管理、设备管理、文件管理以及用户接口。

目前典型的操作系统产品为 Windows、Android、iOS、OS X、Linux。国产操作系统大多为以 Linux 为基础进行二次开发的操作系统。国产操作系统大多是本土厂商以 Linux 内核为基础，对内核代码进行修改和补充，加入图形界面（graphical user interface，GUI）、应用等部分，最终形成相应的 Linux 发行版本。Linux 的发行版本主要分为两类：一类是商业公司维护的版本，以 RedHat 为代表；另一类是社区组织维护的版本，以 Debian 为代表。在基于 Debian 版本衍生的系统产品中，代表性厂商包括麒麟软件、武汉深之度、凝思等，而基于 RedHat 版本而打造产品的本土厂商则包括普华、中标软件（后整合为麒麟软件）、中兴新支点、红旗以及中科方德等。

国产操作系统中，麒麟与统信目前的竞争实力最强，呈现双寡头格局，其中麒麟常年位列中国 Linux 市场占有率第一。

（二）数据库

数据库（database，DB）是按照一定的数据结构组织、存储、管理数据的大容量电子文件柜。数据库管理系统（database management system，DBMS）是负责数据库搭建、使用和维护的大型系统软件，它对数据进行统一控制管理，以保证数据的完整性和安全性。数据库、数据库管理系统、应用系统、数据库管理员和用户共同组成了数据库系统（database system，DBS）。在计算机系统中，数据库处于 IT 架构的核心位置，向上是各种应用的支撑引擎，向下调动计算、网络、存储等基础资源。数据库与操作系统、中间件并列为三大基础软件，高度复杂且技术壁垒深厚，是我国信创产业攻关的核心领域。

我国数据库本土厂商共有四大类，整体数量较少，且大多集中在北京、杭州等地。目前我国本土数据库企业主要分为四大类：以达梦数据库、人大金仓、神舟通用、南大通用等为代表的传统厂商；以海量数据、极数云舟、巨杉数据库等为代表的初创厂商；以阿里云、腾讯云、华为云为代表的云厂商；以中兴、浪潮、东方国信为代表的跨界厂商。以"达梦数据库、人大金仓、神舟通用、南大通用"为代表的传统型厂商近年来不断发力，在信创政策的大力支持下，不断向党政、金融、运营商、能源电力、交通等行业加快拓展。

（三）中间件

中间件是连接底层基础软件与上层应用服务的枢纽。中间件是指网络环境下处于操作系统、数据库等系统软件和应用软件之间的一种起连接作用的分布式软件。它位于操作系统、网络和数据库之上，应用软件之下，主要作用是为处于自己上层的应用软件提供运行与开发的环境，帮助用户灵活、高效地开发和集成复杂的应用软件。作为连接上层应用和底层资源的桥梁，中间件能够屏蔽基础硬件、操作系统和通信协议的异构性，为应用开发者提供统一标准的交互界面。

在我国中间件行业中，国际知名厂商 IBM 和 Oracle 早期以领先的产品技术占据了主要市场份额。不过，随着国产中间件技术的持续升级，以东方通、宝兰德和普元信息为代表的本土厂商，近年来在电信、金融、政府、军工等领域逐步打破了 IBM 和 Oracle 的垄断。

二、信息集成平台层

信息集成平台层包括数据交换、数据存储、平台服务、业务协同、平台配置及监控等。

（一）数据交换

1. 中间件：包括消息中间件或企业服务总线（enterprise service bus，ESB）。

2. 数据抽取：包括全量抽取、增量抽取。支持大数据，包括数据库、文本、多媒体等多种类型数据源。

3. 数据质量管理：实现数据质量的分层、分级、分类管理。用数据质量评价知识库管理。数据质量评价，即运用数据质量评价数据模型自动形成数据质量评价报告。

4. 数据治理：实现对结构化、非结构化数据处理全流程的质量控制，包括数据采集、识别 / 匹配、数据标准化、数据清理等。对数据抽取、转换、装载等阶段可能发生的数据质量问题，进行识别、度量、监控、预警等管理，对每个节点的数据进行校验，保证数据的完整性、一致性、准确性。

5. 数据标准化：按照国家发布或指定的信息标准，通过标准化引擎，产生符合数据元、数据集规范的标准数据。

6. 数据路由：包括路由策略、负载均衡等。

7. 参数配置与状态监控：支持对数据源、资源、任务、适配器等参数的可视化配置。

8. 数据交换运行引擎：支持对变量、路由、任务、命令语句等处理规则的设定。

9. 数据提取和装载策略：包括实时同步、定时同步和应急需求处理等，支持临床、科研、医疗等不同场景的数据质量和性能要求。

（二）数据存储

1. 基础信息存储：包括静态数据（包括患者、医护人员、数据元字典）及规则类数据（包括流程模板）的存储。

2. 资源目录库：实现资源项与分布式信息资源的信息关联。

3. 临床文档信息库：包括透明和一致化的电子病历信息建模，支持临床信息的动态更新、订阅与发布等。

4. 智能化管理：提供业务信息库、交换信息库、操作数据存储信息库、数据仓库、对外服务信息库智能化管理等功能。

（三）平台服务

1. 注册服务：包括注册库建模、实体唯一标识生成、标识匹配度判定、标识合并等，支持对患者、医疗卫生服务人员、科室、医疗卫生术语等各类实体的统一注册管理服务。

2. 主数据管理：包括标准化建模、注册、检索、匹配、订阅、审核及发布，支持对科室、人员、诊疗项目等业务字典，医学标准术语等数据的管理服务。

3. 患者主索引服务：包括患者主索引算法配置、索引管理、索引修改、唯一标识的产生、匹配和交叉引用管理、标识及基本信息的更新通知，以及向健康卡跨域主索引平台注册、更新与注销患者主索引信息，在医院信息平台绑定保存主索引号等。

4. 电子病历档案服务：包括电子病历文档源收集、存储、注册、索引、调阅、订阅、更新和发布等。支持储存库和注册库通用模型架构、文档模型及模版、文档提交－注册－存储机制、文档订阅－发布服务模式、文档检索和获取等。

（四）业务协同

1. 业务协同框架：包括流程协议支持、开放性支持、平台支持等。

2. 协同服务组件注册：包括服务功能组件化、注册机制。

3. 协同事务管理：包括协同事务的全局性表示、编排、组装、标准化以及事务基本属性（原子性、一致性、隔离性、持久性）保证。

4. 业务协同可视化：包括流程呈现、状态提示等。

（五）平台配置及监控

1. 权限配置：包括对平台功能的图形化展现、交互式权限分配、异常访问侦测等。

2. 标准性支持：包括对各种协议、标准规范的遵从性检测规则设定、检测异常提示等。

3. 性能监控：包括对平台集成（含路由、转换等）能力、吞吐能力和稳定性的指标设定、检测规则设定和运行异常提示。

4. 辅助故障分析：包括故障点可视化展示、关联因素提示等。

5. 信息推送：包括以在线应用、邮件、短信等方式推送平台异常信息。

三、监管应用层

1. 医疗行为监管：进行定期联合督查和监管，重点针对不合理治疗、不合理检查、不合理用药等行为进行检查，做到违纪违法必究。

2. 高值医用耗材精细化监管：开展高值医用耗材全流程监督管理，严格规范高值医用耗材使用，形成临床合理使用的长效工作机制。

3. 医保智能监管：监管医保欺诈骗保行为，确保医保基金安全高效、合理规范使用，压实医保基金规范使用的主体责任，加强执纪问责。

4. 药品、医疗器械安全监管：开展药品和医疗器械的采购、储存、运输、使用等环节的安全管理。

5. 开展用药安全常态化检查监管：开展实施国家基本药物制度、医疗机构用药安全督查，重点对麻精药品、抗菌药物、抗肿瘤药物、中药注射剂及 PIVAS 用药安全进行检查。加强对抗菌药物、抗肿瘤药物目录备案管理及合理使用的检查与考核。

6. 开展政府采购监管：按照政府采购法规制度和目录要求实施采购活动，规范采购预算编制，建立采购监管机制。

7. 开展医院招标采购规范监管：严格根据"三重一大"监管原则，加强招标采购规范的监督与管理。

第三节　硬件架构

基于信创技术的硬件架构是清廉医院数据中心的核心结构，由服务器、交换机、存储、防火墙及应用终端构成。

中国电子 CEC、华为、中国电科 CETC、浪潮四大生态体系形成了信创产业的核心主体，其中，中国电子 CEC 形成以 PKS 体系为核心的信创生态体系；华为主要立足于鲲鹏处理器，聚集外部上下游企业形成鲲鹏信创生态体系；中国电科 CETC、浪潮则侧重于自建生态与战略投资或合作相结合的方式，搭建稳固的自有生态。四大集团均已形成涵盖基础设施、基础软件、应用软件、信息/网络安全、云服务、系统集成的完整产业链条。

所有硬件统一规划部署并进行资源整合，通过构建虚拟化平面，提供统一的计算资源池、网络资源池、存储资源池，同时配置安全防护设备，这是各类应用及服务的基础设施。基于信创技术的清廉医院信息系统的硬件架构如图 1-2 所示：

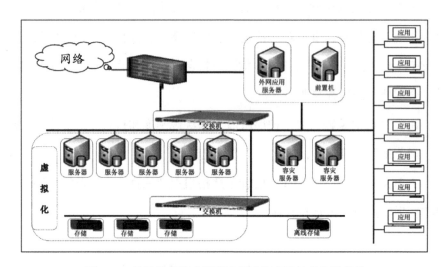

图 1-2　基于信创技术的清廉医院信息系统的硬件架构

第四节　网络及安全架构

一、网络架构

数据中心包含服务器、存储、交换机、防火墙等基础硬件设施，涉及的网络架构包括安全接入区域、核心交换区域、服务器区域、存储区域、办公区域等。基于信创技术的清廉医院信息系统建设采用内外网分离的网络架构，清廉医院的数据涉及机密隐私数据，主要部署于医院内部网络，同时设置外部接入安全区。

二、安全架构

基于信息技术的信息安全体系覆盖信息系统安全所要求的各项内容，通过技术手段和非技术手段来保障各类业务数据信息免受各种形式的窃取、破坏、篡改以及非授权使用。安全架构包括安全计算环境、安全区域边界、安全通信网络、物理安全以及安全管理中心等多层面的安全保障措施。总体安全架构如图 1-3 所示：

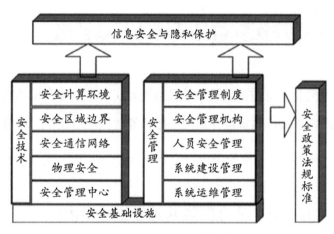

图 1-3　总体安全架构

如图所示技术体系，通过公钥基础设施（public key infrastructure，PKI）技术中的数字证书等服务来实现计算环境、区域边界、安全通信网络、物理安全，并基于关联分析技术建立统一的安全管理中心，实现数据、系统、网络等多层次安全防护的数据交换和关联分析，制定完善的安全管理策略，并落实相关法规政策以及标准规范，形成一体化的安全防护体系，从而全面满足智慧医院的信息安全和隐私保护需求。

| 第二章 |

清廉医院信息系统的基础设施

清廉医院信息系统的基础设施涉及范围较广，本章除介绍清廉医院基础设施建设内容外，还将重点介绍网络拓扑架构及设备实施、服务器存储配置与数据备份策略、清廉医院信息系统运行保障体系建设等内容。

第一节 清廉医院基础设施建设内容

一、通信智能化（CA）

综合管网系统、综合布线系统、有线及卫星电视接收系统、计算机网络及安全系统、数字程控交换系统、机房工程（装修、配电、防雷接地、动环监控、模块化机房、UPS、气体消防等）、数据中心机房建设参考标准（《电子信息系统机房设计规范》GB 50174-2018）以及电梯五方对讲系统、无线对讲系统等。

二、安防智能化（SA）

视频监控系统、周界及防盗报警系统、紧急呼叫系统、无线电子巡更管理系统、一卡通管理系统（出入口控制系统、梯控、考勤、消费等）、停车场管理系统等。

三、楼宇智能化（BA）

楼宇设备自控系统（供排水设备、空调设备、送排风系统、供电系统和电梯等建筑设备控制）、能源计量系统、智能照明控制系统、IBMS 智能化集成管理系统。

四、办公智能化（OA）

LED 大屏幕显示系统、音视频会议系统、信息管理软件。

五、消防智能化（FA）

背景音乐与紧急广播系统、火灾自动报警和消防联动系统（单独设计）。

六、医院专业智能化建设

数字导诊系统、门诊叫号及取药排队系统、医疗纠纷语音视频监控系统、医学示教及远程会诊系统、医用护理对讲系统、ICU 探视对讲系统等。

七、物联网技术应用建设

体温动态监测系统、人员及资产定位管理系统、患者腕带和婴儿防盗系统、输液监控系统、医疗废物管理系统、智能床位监测系统、消毒供应中心质量追溯系统、洁净手术室设备管理系统、无线查房系统、GPS 时钟系统等。

第二节　网络拓扑架构及设备设施

清廉医院网络在设计过程中坚持一个总体原则，即从网络的性能上支持当前医院全部网络功能应用，并且还能为今后相当长一段时间内的发展留有余量。

一、网络架构规划原则

1. 充分满足清廉医院业务功能上的需求。

2. 结构和性能上留足余量和升级空间。

3. 本着结构合理、高效低成本的原则。

4. 用户使用和管理上的灵活性。

二、清廉医院网络设计的实现

清廉医院信息系统网络中心机房作为医院信息系统的核心，运行着大量的网络设备、计算机、存储设备和服务器，其主要职能是传递、处理、管理与存储医院数据信息。由于机房建设问题引起的设备或系统故障日见频繁，机房建设越来越受到人们重视。网络布线应能满足当前和一段时期内网络通信技术发展的要求，同时确保 LIS、PACS、电子病历等系统的相互连接，并能连接外部网络，确保远程医疗的需要。在设计中，中心机房位置的确定必须科学、合理，建立符合国家标准的机房（包括防水、防尘、恒温、相对安静等），计算机、网络及安全等设备应当满足医院业务未来扩展的需要。中心机房与门诊、住院、行政等楼宇间采用光纤联接并留有备份线路。光纤到终端用户采用屏蔽双绞线，各线路之间应避免交叉，并与电场保持一定距离，减少传输线路的互相干扰。在日常的维护中做好备份，以便应急。控制新用户终端与网络联接设备的距离，可减少传输信号的衰弱。医院网络所采用的导线应符合消防安全,通过消防局的认证,室内导线都应以新型阻燃导线组为主。为了达到防潮要求,地面应保持干燥洁净,必须采用可靠金属线槽、金属线管将其连成一体并接地,且接地电阻不大于 4 欧姆。医院要全面信息化,不仅要上新型应用系统,而且要对医院的网络基础结构进行彻底改造,才能使新型应用系统充分地发挥作用。

第三节　服务器存储配置与数据备份策略

服务器存储配置与数据备份策略包括应用系统服务器、外网服务器、应急服务器配置、存储自动化管理、数据备份等内容。

一、应用系统服务器

清廉医院数据中心机房业务系统部署根据业务运行实际资源消耗情况采用多台物理服务器或者采用虚拟服务器,为保障业务系统运行的稳定性,注意配置服务器冗余,同时安装 HA(high available)双机热备软件等。

二、外网服务器

外网服务器主要用于外网业务部署,可以根据业务实际需要采用物理服务器或者虚拟服务器,同时注意网络安全和稳定性保障。

三、应急服务器配置

应急服务器用于意外事件发生时快速顶替主服务器。应急服务器配置需要满足业务系统运行的基本要求,同时可以提供大容量存储及高速的读写性能。

四、存储自动化管理

存储自动化管理是为了共同提高存储设备的互操作性，实现存储设备的统一管理而提出的管理解决方案。

五、数据备份

备份与恢复是对重要的系统文件、数据甚至设备进行备份，且备份放在异处，以确保在系统崩溃或数据丢失后能及时准确进行恢复，保障信息处理操作仍能进行。随着医院信息化进程的不断深化，信息系统成了支撑医院业务运行的重要平台，医院的全部业务流程都依赖信息系统提供的服务来运作。为了保证该系统的稳定、安全、有效运行，应避免由于磁盘故障、人为因素失误、应用程序的逻辑错误、自然灾害等因素造成的系统停机或者数据丢失。但大部分医院并没有建立容灾机制，一旦数据库或硬件出现故障，且较长时间不能恢复，对医院来说都是一场灾难，将会给医院的声誉带来恶劣影响并造成极大的经济损失。越来越多的重要云计算应用部署在云计算中心并提供连续的服务能力，本地数据备份已经无法满足关键业务对系统的可用性、实时性、安全性的需要。更重要的是备份的数据往往会因为各种因素而遭到毁坏，如断电、地震、火灾、丢失等。异地容灾解决方案的出现则可通过在不同地点建立备份系统，从而进一步提高数据抵抗各种可能的非安全因素的容灾能力。对于一级到三级的灾难,本地备份系统已能够应付。但对于更高级别的灾难，本地备份已经无法满足云计算中心的要求，所以需要提供一个健康、强大的异地容灾恢复系统。

第四节 清廉医院信息系统运行保障体系

清廉医院信息网络中心承担医院信息系统的运行保障工作，包括医院内部各终端计算机、局域网（政务外网和内网）、医保专线、主机及存储备份系统、数据库与中间件等应用支撑系统的建设、医院网站等平台的运行维护。

一、清廉医院信息系统运行维护

随着运行维护系统的增多、要求的提高，传统的被动式、粗放型维护方式暴露出很多问题，主要表现如下：

1.维护工作不规范：维护工作存在很多不规范的地方，如故障处理流程不规范，存在故障漏报、处理不及时的可能；变更存在随意性大，变更前的风险评估和应对措施不够，造成风险难以控制和防范等局面。维护工作不规范，工作随意性大，易引发人为事故。

2.监控不全面：虽然采取了一些监控手段，但是不全面，存在很多监控盲区，不能全面掌握系统运行状况，系统运行面临极大威胁。

3.自动化程度低：运行维护缺乏自动化手段，大量时间花费在一些简单、重复性劳动中，维护效率低，维护水平难以提高。

4.技术能力不足：信息系统的问题复杂，故障影响范围大，往往不在故障点显现，需要有全面、相互关联的分析处理问题的能力。

5.应急处置不完整：应急处置机制不健全、不完善，突发事件处置不及时，可能造成较大影响。

6.分析评估缺失：没有及时对运行维护工作进行总结评估，运行维护能力难以提高。

二、清廉医院信息系统运行保障体系建设

网络中心在对清廉医院信息系统构成（包括基础设施和业务等对象）进行充分调查分析的基础上，对现有运行保障技术手段、组织架构、工作模式和内容等进行研究总结，运用国际先进的 IT 服务管理理念，从组织架构设置、规章制度建立、技术手段建设等方面逐步完善清廉医院信息系统运行保障工作。

1.集中监控：集中监控管理整合各类监控工具采集的数据，综合监视各系统的运行状况，包括信息系统基础设施及应用系统状况，进行统一的数据分析和显示，实现对医院信息系统中机房环境、网络和主机设备、数据库、中间件及业务应用等的统一管理。

2.加强管理：将信息系统运行保障工作中的人、流程、技术有机地结合起来，实现运行保障人员角色管理、岗位职责分配、故障处理流程、配置管理流程、变更流程、服务保障水平、作业计划管理、知识库、人员绩效考核等统一的服务管理功能。

3.自动化处置：在信息系统运行保障工作中，有很多重复性的工作，这些工作技术难度低、工作量大，且易出错，自动化处置系统代替人工重复性劳动，减少人为错误操作导致的故障，提高运行保障效率。

4.健全应急机制：根据清廉医院信息系统运行保障的实际工作需要，对运行维护的网络系统、视频会议、数据库、应用系统等进行全面梳理，针对每个系统编制具体可行的突发事件应急响应预案，提高突发事件的应急处置效率。应急管理实现对各应急预案的电子化管理，并对部分应急处置措施实现自动化处理。

5.统一管理权限：医院信息系统运行保障平台管理众多设备、集成众多监控管理工具，各设备及管理工具都有自身的身份认证系统，为了实现

集中管理，需要解决各设备、系统的统一认证及集中授权，以避免因账号管理不善引起信息系统的安全问题。安全管理实现了运行保障基础设施、运行保障管理工具的统一认证和集中授权，提高信息系统运行保障工作的安全性。

6. 风险预警：对信息系统运行过程中可能发生的故障进行预警，提醒运行保障人员进行处理，及时消除故障隐患，以避免发生较大的信息系统事故。风险预警主要包括预警指标的制定、风险监控、风险分析、预警发布等。

7. 运行评估：对信息系统运行状况及运行保障工作情况进行总结评估，以提高信息系统运行效率和稳定性，提高运行保障水平。分析评估内容包括对应用系统业务的效率、性能、绩效考核及故障统计等进行分析。

| 第三章 |

清廉医院信息系统的安全保障

清廉医院信息系统的安全保障包括基于自主可控技术的网络安全架构、数据中心安全、网络安全、终端安全、系统运行安全、容灾备份等内容。

第一节　基于自主可控技术的网络安全架构

随着医院信息化应用不断普及，医疗卫生体制改革的不断深化，医院为了提升竞争力，方便患者就医，逐步与银行、社保、新农保等单位互联互通，并开展移动医疗、远程医疗等互联网医疗应用。医院信息化在快速发展的同时，也面临更多的信息安全威胁，如医患数据信息泄露、互联网黑客攻击、内部人员越权违规等。一旦网络瘫痪或医院经营和患者私密信息泄露，将会给医院、社会和患者带来极大的安全风险和不良影响。为解决医院信息系统的诸多安全风险隐患，须从医院外网、内网整体构建信息安全防护体系，包括互联网出口安全防护建设、远程医疗安全防护、银行医保接入安全防护、医院防统方、医院内部各区域之间的安全防护、院网蠕虫病毒防护、医院敏感医疗信息防泄露等，对于已架设无线网的医院，还应从院内无线安全接入以及无线攻击检测与防御等方面进行综合、立体防御，见图 3-1、图 3-2。

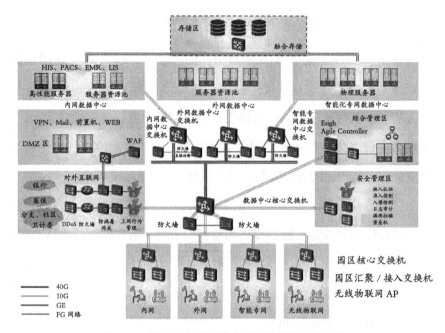

图 3-1　基于自主可控技术的医院网络安全架构

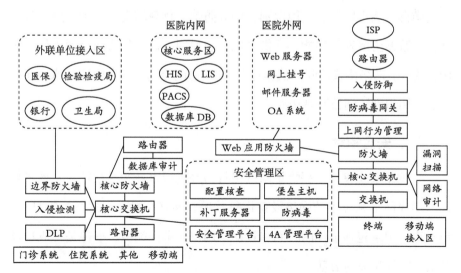

图 3-2　基于自主可控技术的医院网络安全配置

第二节　数据中心安全

一、提供防火墙

1. Web 防火墙：提供 Web 网站访问防护功能，包括 Web 访问控制、Web 网络数据分析等基本功能。提供对结构化查询语言（structured query language，SQL）注入、跨站、扫描器扫描、信息泄露、文件传输攻击、操作系统命令注入、目录遍历、异常发现、Webshell 攻击检测、盗链行为、拒绝服务攻击防护、网页防篡改、身份认证、日志审计等功能。

2. 数据库防火墙：提供数据库访问控制和安全审计功能，包括数据库审计、数据库访问控制、数据库访问检测与过滤、数据库服务发现、脱敏数据发现、数据库状态和性能监控、数据库管理员特权管控等功能。提供桥接、网关和混合接入方式，基于安全等级标记的访问控制策略和双机热备功能，保障连续服务等功能。

3. 网络防火墙：提供网络边界防护和访问控制功能，包括访问控制、入侵防御、病毒防御、应用识别、Web 防护、负载均衡、流量管控、身份认证、数据防泄露等功能。提供区域访问控制、数据包访问控制（如基于 IP、端口、网络协议访问的数据包）、会话访问控制、信息内容过滤访问控制、应用识别访问控制等功能。

二、安全审计

1. 网络安全审计：提供记录网络行为并进行审计和异常行为发现等功能。形成网络系统中的网络设备运行状况、网络流量、用户行为等日志。形成审计记录包括事件的时间和日期、用户、事件类型、事件是否成功及其他与审计相关的信息。

2. 数据库审计：提供监控数据库系统的用户操作日志、数据库活动、预警等功能。实现数据库操作记录的查询、保护、备份、分析、审计、实时监控、风险报警和操作过程回放等功能。

3. 运维审计：提供数据中心运维操作审计及预警等功能。实现资源授权、运维监控、运维操作审计、审计报表、违规操作实时告警与阻断、会话审计与回放等功能。提供基于用户、运维协议、目标主机、运维时间段（年、月、日、时）等授权策略组合。

4. 主机安全审计：提供记录主机操作的审计功能。包括对重要用户行为、系统资源的异常使用和重要系统命令的使用等系统内重要事件的审计功能。

三、系统加固

1. 系统漏洞扫描：提供检测与发现系统漏洞的功能，包括资产管理、漏洞管理、扫描策略配置、漏洞设备和报表管理等功能。提供对 SNMP trap、邮件、短信、Syslog 等监管预警功能。

2. Web 漏洞扫描：提供检测与发现医院 Web 网站漏洞的功能，包括资产管理、漏洞管理、扫描策略配置、漏洞扫描和报表管理等功能。提供 Cookie、Form、Basic、NTLM 等登录认证功能。

四、数据加固

1. 网络防泄露：提供防止通过网络传输泄露敏感 / 关键信息的功能，提供加密文件、压缩文件、图片文件、非 Windows 文件、未知文件、自定义文件的识别功能。提供文件内容、发送者、接收者、文件特征、通信协议等的策略配置功能。

2. 存储数据防泄露：提供发现和处理存储系统敏感数据泄露的功能，包括提供敏感数据发现、发现的敏感数据展示、敏感数据隔离等功能。提供在文件服务器、数据库、协作平台、Web 站点、台式机、移动终端等发现敏感数据的功能。

3. 数据库加密：提供加密医院数据库和发现数据库风险的功能，包括提高系统管理、加解密引擎管理、数据库透明加密管理、数据库状态监控、数据库风险扫描等功能。提供动态加解密、密文索引、多级密钥等功能。

4. 邮件加密：提供邮件加密和邮件服务器安全防护的功能，包括提供邮件加密、安全防御、邮件传输代理、日志审计等功能。提供附件加密、邮件替换、邮件附件备份、附件链接下载管理、防止机密信息外泄、第三方证书认证加密、网关 – 网关加密等多种邮件加密功能。

五、入侵防范

1. 入侵防御：提供对网络数据流量进行深度检测、实时分析的功能，提供对网络中的攻击行为进行主动防御的功能。包括提供深层检测、内容识别、即时侦测、主动防御、无线攻击防御、抗拒绝服务、日志审计、身份认证等功能。

2. 入侵检测：提供入侵检测功能，通过将网络上的数据包作为数据源，监听所保护网络内的所有数据包并进行分析，从而发现异常行为。

3. 网络准入控制：提供屏蔽不安全的设备和人员接入网络、规范用户接入网络行为的功能。包括提供网络准入身份认证、合规性健康检查、终端接入管理（包括 PC、移动终端等）、用户管理、准入规则管理、高可用性、日志审计等功能。

4. 防病毒网关：提供病毒防御网关化的功能。包括提供病毒过滤、内容过滤、反垃圾邮件、日志审计、身份认证、高可用等功能。

5. 网络安全入侵防范：提供在网络边界处监视以下攻击行为的功能，包括端口扫描、强力攻击、木马后门攻击、拒绝服务攻击、缓冲区溢出攻击、

IP 碎片攻击和网络蠕虫攻击等。

6. 主机入侵防范：提供检测重要服务器发生入侵行为的功能，能够记录入侵的源 IP、攻击的类型、攻击的目的、攻击的时间，并在发生入侵事件时报警。

7. 主机恶意代码防范：提供防恶意代码软件的功能，能及时更新防恶意代码软件版本和恶意代码库；提供防恶意代码的统一管理。

8. 网页防篡改：提供保护网站文件、防止网站篡改的功能，包括提供网站攻击过滤、网站文件访问控制、网站安全校验、网站攻击事件告警、网站安全管理策略、网站备份、网站同步、网站自动恢复、网站服务器可靠性监测、网站审计日志等多项功能。

六、身份认证

1. 统一身份管理：提供对医院内所有应用实现统一的用户信息存储、认证和管理的功能。包括单点登录、用户身份信息管理、用户管理规则库、用户访问权限设置、权限规则库、用户与权限的适配管理、系统审计、第三方应用系统接口调用获取权限等功能。

2. 电子认证服务：提供发放并管理所有参与医院网上业务的实体所需的数字证书。包括提供数字证书的申请、审核、签发、查询、发布，证书吊销列表的签发、查询、发布等数字证书全生命周期管理功能。

3. 用户身份鉴别：提供数据中心服务器操作系统和数据库管理系统的鉴别机制，保证用户身份安全可信，支持用户标识和用户鉴别。包括提供以受控的口令或具有相应安全强度的其他机制进行用户身份鉴别的功能。

4. 个人隐私保护：提供患者隐私数据存储于数据库及隐私数据（敏感）数据防泄露的功能。包括隐私数据字段级加密保护功能，并能提供第三方服务接口，支持动态脱敏和动态加密数据保护的功能。

5. 网络设备身份鉴别：提供对登录网络设备的用户身份、地址、标识进行管理的功能。

6. 主机身份鉴别：提供对登录操作系统和数据库系统的用户进行身份标识和鉴别的功能。

七、访问控制

1. 上网行为管理：提供医院互联网的安全管理功能，包括上网人员管理、上网浏览管理、上网外发管理、上网应用管理、上网流量管理、上网行为分析、上网隐私保护、风险集中告警等功能。

2. 虚拟化安全防护：提供虚拟化网络边界防护的专用软件防火墙，实现访问控制、入侵防范、病毒过滤、应用识别、抗拒绝服务、网络防护、日志审计、身份认证等功能。

第三节　网络安全

一、结构安全

1. 单向网闸：提供隔断内外网间直接连接的功能，包括单向文件传输、单向数据库同步、单向邮件传输、邮件过滤、数据防泄露规则等功能；主流数据库的单向同步功能。

2. 双向网闸：提供隔断内外网间的直接连接，保障用户网络在隔离的同时能进行可控数据交换的功能，包括防止各类敏感数据泄露、安全隔离和受控的信息交换、应用协议支持、应用层数据控制等功能。

二、通信加密

1. 虚拟专用网络：提供在医院加密通道进行数据通信传输的功能，包括网络通信加密、数据完整性校验、身份认证、日志审计、地址转换、内容过滤、病毒过滤、入侵防御等功能。

2.加密机:遵循国家密码管理局制定的《SSL VPN 技术规范》和《IPSec VPN 技术规范》,实现网络通信加密、数据完整性校验、身份认证、日志审计、地址转换、内容过滤、病毒过滤、入侵防御等功能。

三、网络优化

1.广域网加速:提供医院应用系统加速,提高效率、节省带宽和降低成本的数据传输优化等功能,包括以透明方式对传输数据进行流量整形、顺序重组、动态压缩等。

2.链路负载均衡:提供链路聚合、负载均衡选路算法、网络请求重定向、内容管理、内置地址库、链路健康检查等功能。

3.流量控制:提供通过医院网络流量(网络层流量、传输层流量、应用层流量)进行特征抓取分析及管控的功能,包括用户行为分析、用户行为管控、应用带宽限制、应用带宽保障、网络流量分析报告等功能。

四、网络监管

1.网络威胁态势定位:提供网络威胁态势定位的功能,包括支持基于地理信息系统可视化监控整个网络主机和关键节点的综合安全情况。提供获取网络威胁事件的来源信息和目标信息及可视化分析攻击来源、目的和路径的功能。

2.网络威胁态势预警:获取多种网络检测系统数据,实时可视化监控恶意域名、漏洞攻击、流量异常、僵木蠕毒、DDoS 攻击、APT 攻击等网络威胁事件。提供各种网络异常事件分级报警功能。

3.网络设备可见:提供网络设备三维模拟显示功能,真实展现现有设备的数量、类型和分布。支持与网络监控、主机监控、存储监控等系统集成。提供实时可视化监控网络设备的运行状态的功能。

4.网络信息资产可见：提供与各种 IT 资产配置管理数据库集成的功能。实时可视化监控用户网络运行范围内的信息资产安全状态。

5.拓扑层级结构可见：提供地理空间分布维度和逻辑层次结构维度的展示功能，通过各种可视化网络拓扑分析方法，对各网络节点的区域分布、网络状态、业务流量状态等信息进行可视化监控、分析和报警。

第四节　终端安全

一、身份认证

1.电子信息鉴别：提供对实体和其所呈现身份之间的绑定关系进行确认的功能，包括口令认证、证书认证、智能卡认证、短信认证、第三方系统联动等身份鉴别功能。

2.生物信息鉴别：提供基于生物信息鉴别的身份认证功能。

二、介质安全

1.安全 U 盘：采用数据加密和专用芯片技术，防止 U 盘数据泄露。访问安全 U 盘中的数据之前须进行口令认证。

2.移动存储介质：提供对普通移动存储介质的注册、使用、访问进行管控与审计的功能。

三、客户端管理

1.客户端终端认证：提供终端对网络空间身份和实体用户身份关联的客户端进行安全管理的功能。

2. 虚拟专用网络客户端管理：提供终端设备与业务系统之间传输数据加密的功能。

第五节 系统运行安全

系统运行安全包括系统安全、风险分析、审计跟踪、应急处理等内容。

一、系统安全

系统安全提供应用系统安全工程和系统安全管理方法，提供查找系统隐患、使危险性降至最小的有效控制措施，使系统在规定的性能、时间和成本范围内达到最佳的安全程度。提供采用身份认证、数据库审计、策略控制等安全机制的综合措施，规避数据丢失、被非法修改、日常违规操作、身份伪造等风险，提高数据库安全性和操作系统安全性。

二、风险分析

风险分析是指在系统设计和运行前首先需要进行静态分析，旨在发现系统的潜在安全隐患；其次对系统进行动态分析，即在系统运行过程中测试、跟踪并记录其活动，旨在发现系统运行期的安全漏洞和系统最薄弱的环节；最后是系统运行后的分析，并提供相应的系统脆弱性分析报告。

三、审计跟踪

审计跟踪是利用对计算机信息系统审计的方法，对计算机信息系统工作过程进行详尽的审计跟踪，记录和跟踪各种系统状态的变化，如用户使用系统的时间和日期及操作，对程序和文件的使用监控，对外部访问的监控等，以保存、维护和管理审计日志，实现对各种安全事故的定位。

四、应急处理

应急处理主要是在计算机信息系统受到损害、系统崩溃或发生灾难事件时，应有完善可行的应急计划和快速恢复的应急措施。当安全风险爆发的时候，能在多个系统发现安全事件并同时报警，因为单个设备的报警将成为安全信息孤岛，不能构成有效的整体防御体系。信息系统报警后应迅速提示多套应急措施，展示事前拟定的各个预案，指导排查风险，迅速恢复运行。

第六节　容灾备份

一、基础设备灾备

1.本地备用机房：具体要求为备用机房面积是主机房的 50％～80％，具备 2 路市电电源、精密空调、消防和监控安全设备等功能。能满足备份介质长期存放的防尘、防磁、防物理损坏的环境和场地要求。

2.异地备用机房：具体要求为备用机房面积是主机房的 50％ 或以上，具备 2 路市电电源、精密空调、消防和监控安全设备等功能。能满足备份介质长期存放的防尘、防磁、防物理损坏的环境和场地要求。

二、备用网络灾备

1.备用网络链路：具体要求为主要网络设备、通信线路和数据处理系统的硬件冗余，保证系统的高可用性。主机房和备用机房各备 1 条内部网络备用链路；支持冗余技术设计网络拓扑结构，避免关键节点存在单点故障；支持全冗余技术设计网络拓扑结构，保证系统的高可用性。

2.备用网络设备：备用网络设备包括路由器、防火墙、交换机、负载均衡等设备，需要具备冗余电源、冗余接口、冗余风扇等部件。

三、数据备份与恢复

1. 本地数据备份：应具有存储磁盘阵列和存储备份软件两个组件；支持使用数据快照、同异步复制等相关技术。

2. 本地数据恢复：应制定关键业务信息系统复原时间目标（recovery time objective，RTO）和复原点目标（recovery point objective，RPO）等指标。二级医院关键业务信息系统 RTO ≤ 30 分钟，RPO ≤ 15 分钟；三级乙等医院关键业务信息系统 RTO ≤ 20 分钟，RPO ≤ 15 分钟；三级甲等医院关键业务信息系统 RTO ≤ 15 分钟，RPO ≤ 10 分钟。

3. 异地数据备份：应具有存储磁盘阵列和存储备份软件两个组件；支持使用存储镜像、数据异步备份等相关技术。

4. 异地数据恢复：应制定关键业务信息系统 RTO 和 RPO 等指标，关键业务信息系统 RTO ≤ 1 小时，RPO ≤ 30 分钟。

四、应用容灾

1. 本地应用容灾：应具有应用服务器、数据库服务器、存储磁盘阵列、集群软件和应用容灾软件等组件；支持使用集群、负载均衡等相关技术。

2. 本地应用恢复：应制定关键业务信息系统 RTO 和 RPO 等指标，二级医院 RTO ≤ 30 分钟，RPO ≤ 15 分钟；三级乙等医院 RTO ≤ 20 分钟，RPO ≤ 15 分钟；三级甲等医院 RTO ≤ 15 分钟，RPO ≤ 10 分钟。

3. 异地应用容灾：具有应用服务器、数据库服务器、存储磁盘阵列、集群软件和应用容灾软件等组件；支持使用高可用、负载均衡、内容分发网络等相关技术。

4. 异地应用恢复：应制定关键业务信息系统 RTO 和 RPO 等指标；关键业务信息系统 RTO ≤ 1 小时，RPO ≤ 30 分钟。

| 第四章 |

基于信创技术的系统迁移与适配

目前基于国产 CPU 芯片的信创技术体系主要有飞腾、龙芯、申威、海光、兆芯、华为鲲鹏等六大体系，以下以飞腾 + 麒麟（PK）体系介绍基于信创技术的系统迁移与适配。

飞腾 CPU 芯片是由天津飞腾信息技术有限公司设计开发的基于 ARM 架构的国产芯片，以打造安全、可控、高效、稳定的信息系统为己任，构建了完善的基于飞腾产品的生态系统。设计的系列芯片兼容 ARMv8 指令集，采用片上并行系统（programmable system-on-chip，PSoC）体系结构，集成了飞腾自主高性能计算核心、高效片上网络、高带宽低延迟存储系统和高速 I/O 接口，性能卓越、功耗适度，提供面向信息化基础设施建设所需的计算能力和访存通信带宽。

银河麒麟操作系统是由天津麒麟信息技术有限公司主要面向以飞腾处理器为代表的国产 CPU 平台以及以 X86 为代表的国际主流 CPU 平台研制国产信创的操作系统和云操作系统。操作系统先后通过公安部结构化保护级（第四级）测评以及军方的军 B+ 级安全测评认证，是国内安全等级最高的 Linux 操作系统。在国家"十五"规划科技重大专项和国家核高基科技重大专项的持续支持下，经过十余年的发展，形成了服务器、桌面和嵌入式三个系列操作系统产品以及麒麟云等云计算、云桌面等产品，在操作系统领域拥有核心竞争力。产品已经和国内上百家主流整机、数据库、中间件、网络安全、应用软件和系统集成厂商完成了适配验证。

达梦数据库是达梦公司推出的具有完全自主知识产权的高性能数据库管理系统，简称 DM。达梦数据库管理系统的最新版本是 8.0 版本，简称 DM8。DM8 采用全新的体系架构，在保证大型通用的基础上，针对可靠性、高性能、海量数据处理和安全性做了大量的研发和改进工作，极大提升了达梦数据库产品的性能、可靠性、可扩展性，能同时兼顾 OLTP 和 OLAP 请求，从兼容性和使用性能上可以完全替代 Oracle 数据库。

基于 PK 体系的信创化卫生健康应用系统的迁移与适配主要以 PK 服务器 + 银河麒麟操作系统 + 达梦数据库为基础软硬件进行适配迁移，内容包括 PK 服务器 / 存储、达梦数据库、卫生健康相关应用系统的迁移适配。

信创系统的迁移与适配内容包括服务器、数据库、应用程序的迁移和操作系统、开发工具、中间件的适配。

第一节　制定迁移适配计划

制定迁移适配计划包括以下工作内容：

1. 需求分析与技术摸底：梳理医疗卫生业务系统的业务需求，结合信创技术发展现状，从功能需求、性能需求、安全与保密需求等多方面综合分析，完成基于信创平台的技术摸底。

2. 产品选型与技术攻关：根据实际综合业务需求及信创环境的特点，

做好技术及产品选型，通过信创基础软硬件技术攻关、优化来弥补差距。

3.方案设计与自主验证：重点考虑各类硬件与基础软件、系列支撑层软件产品、共性医疗系统的兼容性问题。搭建信创环境下的模拟验证环境，并解决发现的问题，优化和最终确定设计方案。

4.系统开发与仿真环境：传统环境下开发工作向信创环境迁移，逐步向软国产环境开发，最终到全国产环境开发过渡。

5.功能验证与集成优化：在验证结果基础上，不断优化系列软件产品与应用系统，直至达到需求目标，测试验证各类工具软件产品的应用。

6.系统验证：从系统整体角度搭建要素齐全的模拟环境，从适配、功能、性能、安全等方面做全面的验证。不断积累完善出现问题及解决方案的知识库。

7.上线准备与系统试用：加强培训和数据迁移工作。另外，针对在系统试用过程中出现的问题，需要提前准备相关的系统运行保障方案，及时解决问题。

8.系统运行与维护：创新系统运行与维护管理新模式，在系统运行过程中，收集新业务，持续修改完善业务、管理、保密、技术模型。

第二节 服务器迁移

将原有服务器中的内容全部迁移至自主 PK 服务器。迁移前，对迁移方案进行评估以确保迁移成功。首先勘察现有系统的架构和资源使用状况，评估过程必须包含以下信息和内容：

1.现有系统支撑的服务数量以及在服务器中的分布情况。

2.现有物理服务器资源占用状况，包括 CPU、内存、磁盘和网络连接状况，为保证迁移成功，目标虚拟机规格应不低于原物理机标准。

3.对当前的存储容量和资源利用率进行评估，需在目标系统中规划好迁移需要的存储空间，需明确现有存储如何利用。通过对现有网络环境的评估，我们对现有资源利用率、服务以及系统需求非常清晰。评估后才能开始对迁移展开计划，步骤如下：

（1）确定迁移步骤，包括所有服务器的迁移先后顺序，其顺序按风险的高低降序排列。

（2）确定备份方案，由于现有系统会被加固，某些服务器通过虚拟化重复利用，而在虚拟化前需要清除所有的数据，因此需要对这些服务器进行备份保证服务的连续性。

（3）确定并准备好迁移所需的工具，包括工具在迁移中必备的一系列功能和使用工具所需具备的网络环境。

（4）在实际迁移开始之前确定额外的测试环境，该测试环境能够引导测试从而确保迁移成功。因此，测试环境需明确设计的服务器和存储数量。

（5）规划网络环境，由于网络中的服务器各处不同位置，因此在迁移中需考虑到网络连接情况、数据备份方式以及网络流量来源，确定网络流量是否会引发网络拥塞。

（6）确定迁移周期以及参与人员，包括迁移起止时间，团队能力建设以及团队成员的角色。

（7）迁移计划执行完成后，需进行测试来验证迁移是否成功。

第三节　数据库迁移

达梦数据支持与 Oracle、MS SQL Server、My SQL 的高度兼容，以下以

Oracle 为例介绍向达梦数据的迁移。

Oracle 到达梦数据库的移植主要有以下几个方面的工作：

1. 分析待移植系统，确定移植对象

（1）待移植系统分析：对待移植系统进行分析，确定需要移植的数据库对象，给出移植列表，给用户确认，作为移植的依据，给出 Oracle 的统计脚本。包括统计 Oracle 数据库基础信息和统计 Oracle 数据中的对象以及表数据量。

（2）移植环境准备：包括做移植兼容性测试、为替换 Oracle 上线运行进行正式移植。

（3）DM 移植环境准备：选择合适的版本、选择合适的初始化参数、合理配置 INI 参数。

（4）Oracle 移植环境准备：严禁在生产环境中直接迁移。因为移植首先是一个测试的工作，所以移植应该避免从 Oracle 生产环境数据库中直接进行移植，需要提前向应用开发商提出搭建一个测试环境，准备 Oracle 需要移植的环境和数据。

2. 数据库对象及数据的迁移

通过数据迁移工具 DTS 完成常规数据库对象及数据的迁移。常规对象指的是序列、表和视图，都可以通过达梦提供的数据迁移工具从 Oracle 完整地迁移到达梦数据库。

数据迁移包括制定迁移计划、序列对象迁移、表对象迁移、视图对象迁移、处理迁移过程中的错误等。

3. PL/SQL 移植

通过人工完成 PL/SQL 的移植，由于 DM 数据库 95 % 以上的兼容性，只需要做少量的修改即可完成。

4. 核对移植结果

数据库移植完成后，需要对移植的结果进行校验，确保移植的完整性和正确性。

5. 对应用系统进行移植、测试和优化

数据库和应用系统移植完毕后开启 SQL 日志，对系统进行全面测试，排除移植过程中错误的地方，对慢的 SQL 语句进行优化。

第四节　应用系统迁移

将原有系统的应用程序全部迁移至新的 PK 信创系统平台。迁移与整合方法分为 7 个阶段，分别为系统评估与分析、方案设计、虚拟化环境准备、应用移植、测试验证、业务割接及其他适配工作。

1. 系统评估与分析：在系统评估与分析阶段，应确定迁移范围和目标，利用调查问卷、系统评估工具（managerial assessment of proficiency，MAP）和访谈等评估形式，对应用系统进行评估，分析和汇总系统需求，形成调研报告。

2. 方案设计：在方案设计阶段，针对项目范围内的物理服务器进行虚拟化适用性分析，设计迁移场景和方案。按照方案进行迁移顺序、迁移方法等内容的设计，形成总体迁移方案。

3. 虚拟化环境准备：在虚拟化环境准备阶段，应判断现有的平台环境是否能容纳被迁移的所有对象，以及应具体检查计算资源、存储资源、网络资源、数据库资源等，建立迁移所需的环境准备，如虚拟机、虚拟化网络等。

4. 应用移植：在系统移植阶段，应根据既定的迁移方案严格地执行应用系统迁移，将应用系统移植到虚拟机内。

5. 测试验证：对平台上的应用系统进行功能性测试、性能测试和稳定性测试，并进行应用验证，以便预先排除隐患，使得应用系统成功在平台环境下运行。

6. 业务割接：制定割接方案，依照割接方案进行割接操作，割接完成后进入割接后观察期，通过割接验收后将原系统下线。

7. 其他适配工作：包括操作系统适配、开发工具适配和中间件的适配。即将原有操作系统迁移至新的系统平台，迁移执行完成后进行相关的适配工作，并测试验证迁移是否成功；将原有系统应用的开发工具全部迁移至新的系统平台，迁移执行完成后进行相关的适配工作，测试验证迁移是否成功；将原有系统应用的中间件全部迁移至新的系统平台，迁移执行完成后进行相关的适配工作，测试验证迁移是否成功。

业务篇

| 第五章 |

清廉医院门户

清廉医院门户将院内各种应用系统、数据资源和互联网资源集成到清廉医院信息平台之上，实现清廉监管各类业务、信息的集成展示和发布，为公众提供信息浏览、信息交互、业务服务等服务，为医院员工提供信息查询及访问医院业务系统、医院管理系统的通道。清廉医院门户包括公众服务、院内服务、业务服务、管理服务及门户网站维护管理等功能。

第一节　公众服务（外网）

一、服务公告

1. 医院资质：包括卫生行政部门核发的执业许可证、卫生技术人员依法执业注册基本情况和卫生技术人员提供医疗服务时的身份标识；经卫生行政部门批准开展诊疗科目、准予登记的医疗技术及医疗技术临床应用情况；经卫生行政部门批准使用的大型医用设备名称、从业人员资质及其使用管理情况。

2.公众监督：包括接收捐赠资助的情况和受赠受助财产的使用管理情况；医疗纠纷处理程序、医疗服务投诉信箱和投诉电话；医疗服务中的便民服务措施；医疗服务、常用药品和主要医用耗材的价格及其在医保的报销比例；纳入医保定点医疗机构的情况，医保报销流程和标准；医疗服务中患者使用的药品、血液及其制品、医用耗材和接收医疗服务的名称、数量、单价、金额及医疗总费用等情况；高值（千元以上）费用项目等诊疗服务及其收费标准；超声、造影、电子计算机 X 射线断层扫描技术（computer tomography，CT）、磁共振成像（magnetic resonance imaging，MRI）等主要辅助检查项目及其收费标准；医保自费比例较高的药品和诊疗项目；职责范围内确定的主动公开的其他信息。

3.知情告之：包括重症监护（intensive care unit，ICU）、介入诊疗、手术治疗、血液净化、器官移植、人工关节置换等医疗服务中需要签署的知情同意书，法律法规和临床诊疗规范规定的其他知情同意书。

二、就医服务

1.医院概况：包括医院位置地图、周边交通、联系方式、门急诊科室、重点专科及专家名医、检查检验科室及开展的主要检查项目、住院科室及服务内容、学科及科研成就等内容。

2.预约服务：提供有权限管理的预约挂号、预约检查检验、预约治疗、预约复诊等功能，提供预约变更等功能。提供各预约的服务指导、指南及告知有关注意事项的功能。

3.缴费服务：提供有权限管理缴费功能，支持包括银行卡、医保卡等电子卡缴费，支持移动终端缴费及各种形式的扫码缴费，支持产出缴费收据、生成电子收据的功能，提供缴费查询功能，提供有条件及权限管控的退费功能。

4. 个人医疗信息查询：提供有权限管控的个人诊疗信息查询功能，包括查询预约信息、检查检验结果、既往门诊病历、体检报告、医院通知通告以及政策法规允许的其他医疗文书。提供查询结果的打印功能，提供将查询结果下载并发送到个人移动终端的功能。

5. 入出院服务：提供一站式办理住院手续的功能，包括患者基本信息采集及注册、办理预缴费手续、分派床位等功能；提供办理出院及出院结算等功能。提供在权限管理的自助设备、移动终端上办理入出院手续的功能。提供获取入院通知单、出院记录等入出院有关文档的功能。提供科室床位查询功能、入出院状况查询功能。

6. 医保政策查询：提供医保政策查询功能，包括各类医保门诊就医规则与报销政策，住院规则与住院报销政策，大病保险办理规则与报销政策，贫困居民费用减免政策，特殊疾病管理规则与报销政策，住院分娩者、特殊疾病患儿、残疾人等特殊人群的就医流程与优惠政策。提供相关规则政策的下载发送与保存本地的功能。

三、互联网医疗服务

1. 患者注册管理：提供患者注册功能，支持使用居民身份证、居民健康卡、社保卡、银行卡、医保卡、诊疗卡、微信、手机及生物特征识别等方式注册；提供获取患者基本信息、初诊病历、医嘱明细及检查检验结果的功能，获取初诊医疗机构信息、接诊医师信息的功能。

2. 诊疗申请：为常见病、慢性病患者提供在线申请即时复诊或预约复诊等功能。包括提供智慧导医功能，选择就诊科室、选择医师等功能；提供即时就医、预约就医等多种方式的诊疗申请功能。提供医师诊疗人次表查询、医师在线接诊情况表查询、服务提示等功能。

3. 诊疗处置：提供多种线上问诊互动功能、患者上传各类诊疗资料的功能。提供获取病历记录、检查检验申请单、检查检验结果的功能。获取医嘱处方与治疗单、完成缴费支付的功能。提供与物流衔接的药品配送功能。提供获取入院通知单、转诊单的功能。

4. 查询统计：提供有权限管控的查询功能。包括查询互联网医疗的就医记录，查询检查检验结果，查询治疗及用药记录。提供查询结果的下载、推送、另存等功能。

四、健康服务

1. 健康宣传教育：提供各类健康宣传教育资料，包括健康生活方式、健康运动、健康养生等宣传资料，常见疾病预防知识，慢性疾病康复康养知识。支持以文本、图形图像、音频、视频等多种形式发布各类健康宣传教育资料。提供健康宣传教育资料的查询及下载、推送、另存等功能。

2. 互动咨询：为公众提供实时或准实时的健康咨询服务，包括解答各类卫生健康问题，健康体检相关问题，体检结果解析、常见疾病预防咨询和慢性疾病康复康养等方面的互动咨询。支持以文本、图形图像、音频、视频等形式进行互动咨询。提供保存互动咨询信息的功能，提供查询互动咨询信息的功能。

3. 慢病健康管理：提供慢性疾病系统管理功能，为慢性疾病患者提供连续的健康管理服务，定期定时自动、手动获取注册患者主要健康指标、评价健康状况，定期定时发送医疗、医养、运动、饮食等健康指导，推送线下复查通知。提供注册患者的定期互动咨询和实时互动咨询的功能。

4. 特殊人群的健康管理：提供妇女、儿童、老年人、慢性病人、残疾人等特殊人群的健康管理；提供融预防、医疗、保健、康复、健康教育等为一体的综合连续服务；提供以家庭为单元、医疗家政复合、线上线下相互配合的健康管理信息服务。

第二节　院内服务（内网）

内网提供与党建管理、文化管理、人才管理、医德医风、供应商管理等系统关联的功能，可直接引导进入对应模块。尚未建设对应系统时可应用下列栏目。

一、党建人文

1. 党建窗口：发布党建政策文件、规章制度、活动安排、活动报道、科室园地、支部及党员的模范行为与先进事迹。

2. 医院文化：发布医院历史、重大事件、名人名医，发布院训、院歌、院徽，发布医院理念、办院宗旨、医院目标、社会责任及核心价值观等人文信息。

3. 成果荣誉：发布医院所获的各类成果荣誉，包括国家、省、市科技进步奖，先进单位、先进个人奖，医院、科室立功情况，医院、科室所获专利，承担或参与的国家及省级重大科技项目、重大工程与实验室，参与各种重大事件的应急救治所获荣誉，援外、援藏、援疆所获荣誉，在国内外有影响力的期刊发表的论文等。

二、通知公告

1. 发布各类通知公告：包括制度落实事项，如医院改革发展重大事项的决策过程、具体措施，发展规划、年度工作计划；重要的人事任免，如干部选拔、任用、轮岗、交流、考核；重要项目安排，如重大投资、基建工程、重大庆典活动的规模、方案，大额资金的使用、年度财务预决算等。

2. 业务管理事项：包括医疗质量管理制度和具体措施，财务管理经营，业务收入、经济效益；科研成果的转化及社会经济效益，重点部门的工作流程、应急方案；药品、大宗物质、大型设备采购和招投标，药事委员会组成人员及工作开展，药品使用（金额、数量）前十位和用药量前十位医生的情况等。

3. 职工关注事项：包括人事改革方案和分配制度，人才发展规划、专业技术人员的引进录用、专业人员技术职称评定、职务晋升、出国（境）进修、评优、奖惩；职工的工资、福利、保险、劳动保护等。

4. 廉洁自律事项：包括领导干部廉洁自律情况，职工对领导干部的民主评议情况；重大项目、科研课题的立项及经费使用情况；依照法律法规和政策规定必须公开或单位职工普遍关心的其他事项等。

三、信息查询

1. 临床路径信息查询：包括路径内容、临床路径实施结果的评估与评价、修正变更与改良、执行情况的追踪与评价。

2. 诊疗规范查询：包括卫生行政部门颁发的诊疗规范、操作指南及各类诊疗指导意见。

3. 药品信息查询：包括药品分类分层目录、药品管制属性、常用药品的价格及其在医保的报销比例、医保自费药品。

4. 政策法规查询：包括国际及省市县各级政策文件、法律法规文件的查询。

5. 文献资料检索查询：提供与大型文献资料数据库对接，查询文献资料的关键词、标题，检索文献资料原文等功能。

第三节 业务服务（对接进入各业务系统的入口）

业务服务指对接进入各业务系统，实现单点登录及各系统互联互通信息共享。

一、急诊医生工作站

提供与急诊医生工作站衔接的入口及登录权限；提供推送院内通告信息的功能；提供接收即时交流信息的功能；自动产生、记录接口状态日志。

二、门诊医生工作站

提供与门诊医生工作站衔接的入口及登录权限；提供推送院内通告信息的功能；提供接收即时交流信息的功能；自动产生、记录接口状态日志。

三、住院医生工作站

提供与住院医生工作站衔接的入口及登录权限；提供推送院内通告信息的功能；提供接收即时交流信息的功能；自动产生、记录接口状态日志。

四、护士工作站

提供与护士工作站衔接的入口及登录权限；提供推送院内通告信息的功能；提供接收即时交流信息的功能；自动产生、记录接口状态日志。

五、手术信息系统

提供与手术信息系统衔接的入口及登录权限；提供推送院内通告信息的功能；提供接收即时交流信息的功能；自动产生、记录接口状态日志。

六、麻醉信息系统

提供与麻醉信息系统衔接的入口及登录权限；提供推送院内通告信息

的功能；提供接收即时交流信息的功能；自动产生、记录接口状态日志。

七、检验信息系统

提供与检验信息系统衔接的入口及登录权限；提供推送院内通告信息的功能；提供接收即时交流信息的功能；自动产生、记录接口状态日志。

八、医学影像信息系统

提供与医学影像信息系统衔接的入口及登录权限；提供推送院内通告信息的功能；提供接收即时交流信息的功能；自动产生、记录接口状态日志。

九、病理信息系统

提供与病理信息系统衔接的入口及登录权限；提供推送院内通告信息的功能；提供接收即时交流信息的功能；自动产生、记录接口状态日志。

十、电生理信息系统

提供与电生理信息系统衔接的入口及登录权限；提供推送院内通告信息的功能；提供接收即时交流信息的功能；自动产生、记录接口状态日志。

十一、静脉药物配置管理系统

提供与静脉药物配置管理系统衔接的入口及登录权限；提供推送院内通告信息的功能；提供接收即时交流信息的功能；自动产生、记录接口状态日志。

十二、药事信息系统

提供与药事信息系统衔接的入口及登录权限；提供推送院内通告信息的功能；提供接收即时交流信息的功能；自动产生、记录接口状态日志。

十三、其他信息系统

提供与输血、院感管理等其他业务信息系统衔接的入口及登录权限；提供推送院内通告信息的功能；提供接收即时交流信息的功能；自动产生、记录接口状态日志。

第四节 管理服务（对接进入各管理系统的入口）

管理服务指对接进入各管理系统，实现单点登录及各系统互联互通信息共享。

一、医务管理

提供与医务管理信息系统衔接的入口及登录权限；提供推送院内通告信息的功能；提供接收即时交流信息的功能；自动产生、记录接口状态日志。

二、护理管理

提供与护理管理信息系统衔接的入口及登录权限；提供推送院内通告信息的功能；提供接收即时交流信息的功能；自动产生、记录接口状态日志。

三、财务管理

提供与财务管理信息系统衔接的入口及登录权限；提供推送院内通告信息的功能；提供接收即时交流信息的功能；自动产生、记录接口状态日志。

四、物资管理

提供与物资管理信息系统衔接的入口及登录权限；提供推送院内通告信息的功能；提供接收即时交流信息的功能；自动产生、记录接口状态日志。

五、人事管理

提供与人事管理信息系统衔接的入口及登录权限；提供推送院内通告信息的功能；提供接收即时交流信息的功能；自动产生、记录接口状态日志。

六、病案统计

提供与病案统计信息系统衔接的入口及登录权限；提供推送院内通告信息的功能；提供接收即时交流信息的功能；自动产生、记录接口状态日志。

七、其他信息系统

提供与医院资源规划（hospital resource planning，HRP）等其他管理信息系统衔接的入口及登录权限；提供推送院内通告信息的功能；提供接收即时交流信息的功能；自动产生、记录接口状态日志。

第五节　门户网站维护管理

一、信息发布管理

1.发布流程设置：为门户网站各栏目的信息发布设置管理流程，包括设置各栏目信息来源、审核节点数、各节点的审核责任人、审核等待时间、是否支持自动审核以及审核延时的处理方法等。提供流程修改变更、流程停用启用等功能。

2.栏目模板设置：为门户网站各栏目定制展示模板，包括文字的字体、字号、颜色、单稿件字数的上限等，图形图像的格式与参数，音视频格式与参数。提供模板修改变更、停用启用等功能。

3.审查规则管理：提供获取审查规则的功能，包括文字审查规则、图形图像审查规则、音视频审查规则等；提供审查规则修改变更、停用启用等功能；提供查询审查规则、分级分层展示审查规则等功能。

二、信息发布与监管

1.栏目信息采集：提供手工录入发布的数据及信息的功能，提供自动提取发布的数据及信息的功能，提供自动接收发布的数据及信息的功能。记录获取待发布的数据及信息的时间、来源、责任人。提供查询功能、分级分层的展现功能。

2.栏目编排：提供栏目编排功能，将待发布的数据及信息导入相关的栏目模板；提供手动和自动编排功能，记录待发布的数据及信息的编排时间、编排责任人等信息；提供查询功能、分级分层的展现功能。

3.栏目审查：支持手动和自动申请对编排的信息进行审核，支持调用对应的审查规则自动完成审核，支持计算机审查后再进行人工审查。所有审查痕迹均予保存，提供查询审查痕迹、统计汇总审查信息的功能。

4.栏目监管：提供记录各栏目游览情况的功能，提供分时间段统计访问各栏目浏览量的功能，提供浏览量的分析对比功能。监管各栏目内容是否被删除篡改，提供栏目内容被删除篡改的报警功能。

三、权限管理

1.用户授权：提供创建用户、角色和工作组，为各使用者分配独立用户名的功能；提供为各角色、工作组和用户授权并分配相应权限，取消用户的功能；提供创建、修改系统访问规则，根据业务规则对用户自动临时授权的功能；提供记录权限修改操作日志的功能；提供对用户权限加以时间限制，超出设定的时间取消相应的权限的功能。

2.用户认证：提供规范的用户认证，支持用户名／密码、数字证书、指纹识别、人脸识别等认证方式；提供修改初始密码及判别密码强度的验证功能；提供管理密码有效期的功能；提供设置账户锁定阈值时间、多次登录错误时自动锁定该账户的功能；提供有权限管理的重置密码功能。

3.使用审计：提供自动生成日志、保存使用日志的功能；提供按用户追踪查看其所有操作的功能；提供系统数据的创建、修改、删除等任何操作自动生成、保存审计日志（至少包括操作时间、操作者、操作内容等）的功能；提供按审计项目追踪查看其所有操作者、按操作者追踪查看其所有操作的功能。

四、运维管理

1.资源监控：提供资源监管功能，实时监管带宽占用情况、存储占用情况、处理器资源消耗情况、访问等候时间等指标；提供资源消耗预警报警功能；提供资源占用记录清单及统计汇总功能；提供资源占用查询、分类分层展现资源占用情况的功能。

2.运行监控：提供运行监控功能，自动产生、记录系统日志；提供对第三方数据交换接口状态监控功能，自动产生、记录接口状态日志；提供对已注册的第三方应用系统的运行状态和用户关键性操作的跟踪记录功能，自动产生、记录操作日志；提供对采集、推送的第三方进行数据对照的功能，记录采集数据与推送数据是否一致；提供自动产生、记录数据交换日志的功能；提供运行监控日志查询展现与导出功能。

3.数据维护：提供有权限控制的数据维护功能，包括基础数据维护、基线数据维护、静态数据字典维护；提供数据维护痕迹的保存功能、查询数据维护痕迹的功能。

| 第六章 |

清廉医院党群行政内控系统

清廉医院党群行政内控系统为医院各项行政管理的规章制度制定、执行与监督提供信息技术支撑；闭环内控管理；全程动态监管；自动监测预警；完成评估评价；相关统计分析等功能。清廉医院党群行政内控系统包括内控事件信息维护、内控指标规则管理、党群内控管理、行政内控管理、后勤工作内控管理等功能。

第一节　内控事件信息维护

各种规章制度、管理办法及规定被称为一个事件。内控事件信息维护包括事件基本信息维护、事件执行信息维护、事件检查考核信息维护、事件流程信息维护。

事件基本信息是指某事件（某项制度）的基本内容,如制度名称、内容、起草人、主管部门、主管人员、是否产生流程、流程有多少个节点、是否存在定期的执行周期等。一个制度对应一条信息。

事件执行信息是指某事件（某项制度）执行产生的信息，如会议召开日期、参加人员、组织者、会议主要内容、会议决定结论等。一个制度每执行一次产生一条执行信息。

事件检查考核信息是指对某事件进行检查考核时采集的信息，如对"外包服务监管制度"进行一次检查考核，需要采集服务名称、承包单位、检查日期、间隔周期、检查服务质控点的数量、质量评价或记分、参与人员、检查考核结论、整改建议等信息。一次检查考核产生一条检查考核信息。

事件流程信息是指具有流程属性的事件、驱动流程所需要的信息。如一个流程节点需要启动条件、启动发起人、启动资料、完成流转的日期时间、审批通过人等信息。一个带流程属性的事件对应一组流程信息。

事件基本信息维护、事件执行信息维护、事件检查考核信息维护、事件流程信息维护的主要功能如下。

一、事件基本信息维护

1. 基本信息维护：提供内控事件的基本信息维护功能，采集内控事件名称、事件属性（如一般事件、周期事件、流程事件）、事件基本内容、事件主管部门、主管责任人、内控起止日期、内控周期、流程名称、流程节点数等。

2. 基本信息修改：提供有权限控制事件基本信息的修改功能，提供带条件、带范围、带时间选定要修改的事件，提供单个事件的基本信息修改、一批事件的基本信息修改、一批事件某字段的统一修改等功能。有保存修改痕迹的功能，有查询、统计修改情况的功能。

3. 停用删除：提供有权限控制事件的停用或删除功能，提供带条件、带范围、带时间选定要停用删除的事件，提供单个事件的停用删除、一批事件的停用删除等功能。有保存停用删除操作痕迹的功能，有查询、统计停用删除操作记录的功能。

4. 解停启用：提供有权限控制事件的解停启用功能，提供带条件、带范围、带时间选定要解停启用的事件，提供单个事件的解停启用、一批事件的解停启用等功能。有保存解停启用操作痕迹的功能，有查询、统计解停启用操作记录的功能。

5. 查询统计：提供事件的查询统计功能，提供带条件、带范围、带时间选定要查询的事件，提供单个事件的查询、一批事件的查询统计、一批事件某字段的统计汇总等功能。有保存查询统计条件、修改查询条件的功能。

二、事件执行信息维护

1. 执行信息维护：维护每个内控事件执行过程需要采集的信息，包括项目名称、活动属性（如文字、日期时间、数值、图形图像、音频视频等）、记录形式等。可设置该事件需要关联的信息（如某些业务数据），包括定义关联信息的获取途径、信息数据集名称、信息字段名称、取值范围等。可设置系统自动获取的信息，包括定义自动获取信息的途径、信息数据集名称、信息字段名称、取值范围等。

2. 执行信息修改：提供有权限控制事件执行信息的修改功能，提供带条件、带范围、带时间选定要修改的事件，提供单个事件的执行信息修改、一批事件的执行信息修改、一批事件某字段的统一修改等功能。有保存修改痕迹的功能，有查询、统计修改情况的功能。

3. 停用删除：提供有权限控制事件执行信息的停用或删除功能，提供带条件、带范围、带时间选定要停用删除的事件，提供单个事件执行信息的停用删除、一批事件执行信息的停用删除等功能。有保存停用删除操作痕迹的功能，有查询、统计执行信息停用删除操作的功能。

4. 解停启用：提供有权限控制事件执行信息的解停启用功能，提供带条件、带范围、带时间选定要解停启用的事件，提供单个事件执行信息的解停启用、一批事件执行信息的解停启用等功能。有保存执行信息解停启用操作痕迹的功能，有查询、统计执行信息解停启用操作的功能。

5.查询统计：提供事件执行信息的查询统计功能，提供带条件、带范围、带时间选定要查询的事件，提供单个事件执行信息的查询、一批事件执行信息的查询统计、一批事件执行信息的某字段的统计汇总等功能。有保存执行信息查询统计条件、修改查询条件的功能。

三、事件检查考核信息维护

1.检查考核信息维护：维护每个内控事件的检查考核需要采集的信息，包括检查考核项目名称、项目属性（如文字、日期时间、数值、图形图像、音频视频等）、组织部门、参加人员、检查考核日期时间、记录形式、上次整改意见、上次整改效果评价、检查考核结论、本次整改意见等。可设置项目检查考核需要关联的信息（如某些业务数据），包括定义关联信息的获取途径、信息数据集名称、信息字段名称、取值范围、可设置检查考核需要关联的评估评价表等信息。

2.检查考核信息修改：提供有权限控制检查考核信息的修改功能，提供带条件、带范围、带时间选定要修改的事件，提供单个事件的检查考核信息修改、一批事件的检查考核信息修改、一批事件某检查考核字段的统一修改等功能。有保存修改痕迹的功能，有查询、统计修改情况的功能。

3.停用删除：提供有权限控制检查考核信息的停用或删除功能，提供带条件、带范围、带时间选定要停用删除的事件，提供单个事件检查考核信息的停用删除、一批事件检查考核信息的停用删除等功能。有保存停用删除操作痕迹的功能，有查询、统计检查考核信息停用删除操作记录的功能。

4.解停启用：提供有权限控制事件检查考核信息的解停启用功能，提供带条件、带范围、带时间选定要解停启用的事件，提供单个事件检查考核信息的解停启用、一批事件检查考核信息的解停启用等功能。有保存检查考核信息解停启用操作痕迹的功能，有查询、统计检查考核信息解停启用操作记录的功能。

5. 查询统计：提供事件检查考核信息的查询统计功能，提供带条件、带范围、带时间选定要查询的事件，提供单个事件检查考核信息的查询、一批事件检查考核信息的查询统计、一批事件检查考核信息的某字段的统计汇总等功能。有保存检查考核信息查询统计条件、修改查询条件的功能。

四、事件流程信息维护

1. 流程信息维护：维护每个流程事件的控制信息，包括流程节点数、每个节点的启动条件、启动发起人、启动资料（文档、文件等）、启动日期时间、完成流转的日期时间、审批通过人等。可设置该流程需要关联的信息（如某些业务数据、文件等），包括定义关联信息的获取途径、信息数据集名称、信息或字段名称、取值条件等。

2. 流程信息修改：提供有权限控制的内控流程修改功能，提供带条件、带范围、带时间选定要修改的事件，提供单个事件的内控流程的修改、一批事件的内控流程的修改、一批事件内控流程某字段的统一修改等功能。有保存修改痕迹的功能，有查询、统计修改情况的功能。

3. 停用删除：提供有权限控制的内控流程停用或删除功能，提供带条件、带范围、带时间选定要停用删除的事件、提供单个事件内控流程的停用删除、一批事件内控流程的停用删除等功能。有保存停用删除操作痕迹的功能，有查询、统计停用删除操作记录的功能。

4. 解停启用：提供有权限控制的内控流程解停启用功能，提供带条件、带范围、带时间选定要解停启用的事件，提供单个事件内控流程的解停启用、一批事件内控流程的解停启用等功能。有保存解停启用操作痕迹的功能，有查询、统计解停启用操作记录的功能。

5.查询统计：提供内控流程的查询统计功能，提供带条件、带范围、带时间选定要查询的事件，提供单个事件内控流程的查询、一批事件内控流程的查询统计、一批事件内控流程的某字段的统计汇总等功能。有保存查询统计条件、修改查询条件的功能。

第二节　内控指标规则管理

内控指标规则管理包括内控指标维护、内控规则维护、评估评价表维护、监测预警表管理。

内控指标是指从数据集中计数、求和所获取的数据，通过运算后产出的数值，包括定量指标、定性指标、相对数等指标。

内控规则是指由一个或多个逻辑组成的关联分析运算。

评估评价表是指由设定条件所获取的一组数据、按运算规则生成的二维数据表。

监测预警是指按设定条件推送内控指标和内控规则的结果。

内控指标维护、内控规则维护、评估评价表维护、监测预警表管理的具体功能如下。

一、内控指标维护

1.指标维护：定义内控指标，包括指标名称、指标计算方法、数据来源（获取途径、信息数据集名称、信息或字段名称、取值条件等）、结果波动区间、指标结果评判等。

2.指标修改：提供有权限控制的指标修改功能，提供带条件、带范围、带时间选定要修改的指标，提供单个指标的修改、一批指标的修改、一批指标的某字段的统一修改等功能。有保存修改痕迹的功能，有查询、统计修改情况的功能。

3. 停用删除：提供有权限控制的指标停用或删除功能，提供带条件、带范围、带时间选定要停用删除的指标，提供单个指标的停用删除、一批指标的停用删除等功能。有保存停用删除操作痕迹的功能，有查询、统计停用删除操作记录的功能。

4. 解停启用：提供有权限控制的指标解停启用功能，提供带条件、带范围、带时间选定要解停启用的指标，提供单个指标的解停启用、一批指标的解停启用等功能。有保存解停启用操作痕迹的功能，有查询、统计解停启用操作记录的功能。

5. 查询统计：提供指标的查询统计功能，提供带条件、带范围、带时间选定要查询的指标，提供单个指标的查询、一批指标的查询统计、一批指标的统计汇总等功能。有保存查询统计条件、修改查询条件的功能。

二、内控规则维护

1. 规则维护：定义内控规则，包括规则名称、规则适用范围、规则关联的数据或指标的个数、每个数据或指标的获取途径，规则逻辑运算条件、运算结果描述形式、运算结果评判形式等。

2. 内控规则修改：提供有权限控制的内控规则修改功能，提供带条件、带范围、带时间选定要修改的内控规则，提供单个内控规则的修改、一批内控规则的修改、一批内控规则的某字段的统一修改等功能。有保存修改痕迹的功能，有查询、统计修改情况的功能。

3. 停用删除：提供有权限控制的内控规则停用或删除功能，提供带条件、带范围、带时间选定要停用删除的内控规则，提供单个规则的停用删除、一批规则的停用删除等功能。有保存停用删除操作痕迹的功能,有查询、统计停用删除操作记录的功能。

4.解停启用:提供有权限控制的内控规则解停启用功能,提供带条件、带范围、带时间选定要解停启用的内控规则,提供单个内控规则的解停启用、一批内控规则的解停启用等功能。有保存解停启用操作痕迹的功能,有查询、统计解停启用操作记录的功能。

5.查询统计:提供内控规则的查询统计功能,提供带条件、带范围、带时间选定要查询的内控规则,提供单个规则的查询、一批规则的查询统计、一批规则的统计汇总等功能。有保存查询统计条件、修改查询条件的功能。

三、评估评价表维护

1.评价评估表维护:定义内控事件的评价评估表,包括事件名称、记分评分的行列数,每行统计及范围,每列指标名称、指标来源、计算方法、取值范围等,提供定义图形的功能,包括定义饼图、条图、线图等,定义图形取值栏目、取值条件、取值范围等。

2.评价评估表修改:提供有权限控制的评价评估表修改功能,提供带条件、带范围、带时间选定要修改的评价评估表,提供单个评价评估表的修改、一批评价评估表的修改、一批评价评估表的某行列的统一修改等功能。有保存修改痕迹的功能,有查询、统计修改情况的功能。

3.停用删除:提供有权限控制的评价评估表停用或删除功能,提供带条件、带范围、带时间选定要停用删除的评价评估表,提供单个评价评估表的停用删除、一批评价评估表的停用删除等功能。有保存停用删除操作痕迹的功能,有查询、统计停用删除操作记录的功能。

4.解停启用:提供有权限控制的评价评估表解停启用功能,提供带条件、带范围、带时间选定要解停启用的评价评估表，提供单个评价评估表的解停启用、一批评价评估表的解停启用等功能。有保存解停启用操作痕迹的功能，有查询、统计解停启用操作记录的功能。

5. 查询统计：提供评价评估表的查询统计功能，提供带条件、带范围、带时间选定要查询的评价评估表，提供单个评价评估表的查询、一批评价评估表的查询、一批评价评估表的汇总等功能。有保存查询统计条件、修改查询条件的功能。

四、监测预警表管理

1. 监测预警表维护：定义内控事件的监测预警指标，包括事件名称、指标名称、监测周期、预警阈值、预警表现方式；定义内控事件的监测预警规则，包括事件名称、规则名称、监测周期、预警条件与范围、预警表现方式。提供定义监测预警结果展示形式的功能，包括监测预警的指标、规则，显示内容与方式（数字、文本、图形、声音等）、刷新周期等。

2. 监测预警表修改：提供有权限控制的监测预警表修改功能，提供带条件、带范围、带时间选定要修改的监测预警表，提供单个监测预警表的修改、一批监测预警表的修改、一批监测预警表的某字段的统一修改等功能。有保存修改痕迹的功能，有查询、统计修改情况的功能。

3. 停用删除：提供有权限控制的监测预警表停用或删除功能，提供带条件、带范围、带时间选定要停用删除的监测预警表，提供单个监测预警表的停用删除、一批监测预警表的停用删除等功能。有保存停用删除操作痕迹的功能，有查询、统计停用删除操作记录的功能。

4. 解停启用：提供有权限控制的监测预警表解停启用功能，提供带条件、带范围、带时间选定要解停启用的监测预警表，提供单个监测预警表的解停启用、一批监测预警表的解停启用等功能。有保存解停启用操作痕迹的功能，有查询、统计解停启用操作记录的功能。

5. 查询统计：提供监测预警表的查询统计功能，提供带条件、带范围、带时间选定要查询的监测预警表，提供单个监测预警表的查询、一批监测预警表的查询、一批监测预警表的汇总等功能。有保存查询统计条件、修改查询条件的功能。

第三节　党群内控管理

党群内控管理包括党委工作内控管理、纪委工作内控管理、工会工作内控管理等功能。

一、党委工作内控管理

1. 执行信息管理：采集、获取或自动获取党委工作的执行信息，包括且不限于党委工作制度、党委会议制度、党政联席会议制度、职工政治理论学习制度、党员管理制度、发展党员程序、离退休党员管理制度、流动党员管理制度、党费收缴和管理制度、入党积极分子培养制度、党员教育培训制度、中心组理论学习制度、党组织生活制度、党员领导干部民主生活会制度、党内保密制度、党支部工作制度等执行信息。提供有权限管控的执行信息的修改、删除、查询等功能。

2. 内控流程管理：对党委相关规章制度的制定、落实、监督、评价过程进行记录和监管，对党委相关工作的执行、监督、反馈过程进行记录和监管。根据设定的条件启动内控流程，依节点排序自动向审批通过人推送提示，推送相关文档文件、关联信息或信息链接、该节点审批通过的最后期限等。有向下节点推送审批通过的功能，有向上节点退回并提交退回理由的功能。

3.检查考核管理：采集、获取或自动获取检查考核信息，提供与既往检查考核关联的功能、对比分析功能、生成检查考核文档的功能，提供有权限管控的检查考核信息的修改、删除、查询等功能。

4.评估评价管理：根据设定的条件自动完成内控事件的评估评价，定期定时推送发布评估评价报告。提供带条件、带范围、带时间选定一个内控事件获取评估评价报告；提供选定一组内控事件获取评估评价报告的功能。提供查询评价评估运算过程的功能、钻取评估评价报告明细的功能。

5.监测预警管理：根据设定的条件自动进行监测预警，定期定时推送发布监测预警报告。提供带条件、带范围、带时间选定一个内控事件获取监测预警报告；提供选定一组内控事件获取监测预警报告的功能。提供查询监测预警运算过程的功能、钻取监测预警报告明细的功能。

6.查询统计分析：根据选定的条件、时间、范围及事件分组，关联查询执行信息、内控流程、检查考核、评价评估和监测预警信息；提供查询信息的综合展现功能；提供查询信息的溯源、下钻明细的功能；提供查询信息的排序、汇总功能；提供查询信息的图形及统计图的展现功能，提供查询条件保存、查询条件的修改功能。

二、纪委工作内控管理

1.执行信息管理：采集、获取或自动获取纪委工作的执行信息，包括且不限于纪检监察审计处工作制度、党风廉政责任制管理制度、副科级以上干部廉洁自律规定、职工廉洁自律规定、职工工作礼仪规定、有关红包礼品回扣的处理规定、医德教育考核制度、纪检监察信访管理办法、工程项目建设廉政准则、从业违纪违规调查处理办法、院内审计工作制度、干部职工违法违规公示等制度的执行信息。提供有权限管控的执行信息的修改、删除、查询等功能。

2. 内控流程管理：对纪委相关规章制度的制定、落实、监督、评价过程进行记录和监管，对纪委相关工作的执行、监督、反馈过程进行记录和监管。根据设定的条件启动内控流程，依节点排序自动向审批通过人推送提示，推送相关文档文件、关联信息或信息链接、该节点审批通过的最后期限等。有向下节点推送审批通过的功能，有向上节点退回并提交退回理由的功能。

3. 检查考核管理：采集、获取或自动获取检查考核信息，提供与既往检查考核关联的功能、对比分析功能、生成检查考核文档的功能，提供有权限管控的检查考核信息的修改、删除、查询等功能。

4. 评估评价管理：根据设定的条件自动完成内控事件的评估评价，定期定时推送发布评估评价报告。提供带条件、带范围、带时间选定一个内控事件获取评估评价报告；提供选定一组内控事件获取评估评价报告的功能。提供查询评价评估运算过程的功能、钻取评估评价报告明细的功能。

5. 监测预警管理：根据设定的条件自动进行监测预警，定期定时推送发布监测预警报告。提供带条件、带范围、带时间选定一个内控事件获取监测预警报告；提供选定一组内控事件获取监测预警报告的功能。提供查询监测预警运算过程的功能、钻取监测预警报告明细的功能。

6. 查询统计分析：根据选定的条件、时间、范围及事件分组，关联查询执行信息、内控流程、检查考核、评价评估和监测预警信息；提供查询信息的综合展现功能；提供查询信息的溯源、下钻明细的功能；提供查询信息的排序、汇总功能；提供查询信息的图形及统计图的展现功能，提供查询条件保存、查询条件的修改功能。

三、工会工作内控管理

1. 执行信息管理：采集、获取或自动获取工会工作的执行信息，包括且不限于职代会工作制度、职代会提案管理制度、工会工作制度、女工委工作制度、工会财务管理制度、工会会费管理制度、工会经费管理制度、职工慰问管理制度、职工及家属婚伤丧事处理等制度的执行信息。提供有权限管控的执行信息的修改、删除、查询等功能。

2. 内控流程管理：对工会相关规章制度的制定、落实、监督、评价过程进行记录和监管，对工会相关工作的执行、监督、反馈过程进行记录和监管。根据设定的条件启动内控流程，依节点排序自动向审批通过人推送提示，推送相关文档文件、关联信息或信息链接、该节点审批通过的最后期限等。有向下节点推送审批通过的功能，有向上节点退回并提交退回理由的功能。

3. 检查考核管理：采集、获取或自动获取检查考核信息，提供与既往检查考核关联的功能、对比分析功能、生成检查考核文档的功能，提供有权限管控的检查考核信息的修改、删除、查询等功能。

4. 评估评价管理：根据设定的条件自动完成内控事件的评估评价，定期定时推送发布评估评价报告。提供带条件、带范围、带时间选定一个内控事件获取评估评价报告；提供选定一组内控事件获取评估评价报告的功能。提供查询评价评估运算过程的功能、钻取评估评价报告明细的功能。

5. 监测预警管理：根据设定的条件自动进行监测预警，定期定时推送发布监测预警报告。提供带条件、带范围、带时间选定一个内控事件获取监测预警报告；提供选定一组内控事件获取监测预警报告的功能。提供查询监测预警运算过程的功能、钻取监测预警报告明细的功能。

6. 查询统计分析：根据选定的条件、时间、范围及事件分组，关联查询执行信息、内控流程、检查考核、评价评估和监测预警信息；提供查询信息的综合展现功能；提供查询信息的溯源、下钻明细的功能；提供查询

信息的排序、汇总功能；提供查询信息的图形及统计图的展现功能，提供查询条件保存、查询条件的修改功能。

第四节　行政内控管理

行政内控管理包括院务工作内控管理、人事工作内控管理、科研工作内控管理等功能。

一、院务工作内控管理

1. 执行信息管理：采集、获取或自动获取院务工作的执行信息，包括且不限于院长工作制度、院领导行政查房制度、院领导接待日制度、院务会议制度、印章管理规定、公文管理规定、新闻发布管理制度、医院总值班制度、会议及活动场所管理制度、文印管理制度、通信管理制度、新闻宣传管理办法、标识系统管理规定、干部外出报告登记制度、请示报告制度、督办工作制度、行政问责制度、信息公示制度、信访接待处理制度、档案管理制度、公务接待管理制度、离退休职工学习考察制度、关心下一代工作制度、制度及规定与管理办法的新增修改废止办法等规章制度的执行信息。提供有权限管控的执行信息的修改、删除、查询等功能。

2. 内控流程管理：对院务相关规章制度的制定、落实、监督、评价过程进行记录和监管，对院务相关工作的执行、监督、反馈过程进行记录和监管。根据设定的条件启动内控流程，依节点排序自动向审批通过人推送提示，推送相关文档文件、关联信息或信息链接、该节点审批通过的最后期限等。有向下节点推送审批通过的功能，有向上节点退回并提交退回理由的功能。

3. 检查考核管理：采集、获取或自动获取检查考核信息，提供与既往检查考核关联的功能、对比分析功能、生成检查考核文档的功能，提供有权限管控的检查考核信息的修改、删除、查询等功能。

4.评估评价管理：根据设定的条件自动完成内控事件的评估评价，定期定时推送发布评估评价报告。提供带条件、带范围、带时间选定一个内控事件获取评估评价报告；提供选定一组内控事件获取评估评价报告的功能。提供查询评价评估运算过程的功能、钻取评估评价报告明细的功能。

5.监测预警管理：根据设定的条件自动进行监测预警，定期定时推送发布监测预警报告。提供带条件、带范围、带时间选定一个内控事件获取监测预警报告；提供选定一组内控事件获取监测预警报告的功能。提供查询监测预警运算过程的功能、钻取监测预警报告明细的功能。

6.查询统计分析：根据选定的条件、时间、范围及事件分组，关联查询执行信息、内控流程、检查考核、评价评估和监测预警信息；提供查询信息的综合展现功能；提供查询信息的溯源、下钻明细的功能；提供查询信息的排序、汇总功能；提供查询信息的图形及统计图的展现功能，提供查询条件保存、查询条件的修改功能。

二、人事工作内控管理

1.执行信息管理：采集、获取或自动获取人事工作的执行信息，包括且不限于岗位设置规则、竞聘聘用工作制度、招聘工作制度、奖励晋升晋级管理制度、惩罚处罚管理制度、辞职离职管理制度、人事档案管理制度、离退休管理制度、休假请假管理制度、加班调休制度、社保管理制度、上岗调岗培训制度、下基层人员管理办法等制度的执行信息。提供有权限管控的执行信息的修改、删除、查询等功能。

2.内控流程管理：对人事相关规章制度的制定、落实、监督、评价过程进行记录和监管，对人事相关工作的执行、监督、反馈过程进行记录和监管。根据设定的条件启动内控流程，依节点排序自动向审批通过人推送提示，推送相关文档文件、关联信息或信息链接、该节点审批通过的最后期限等。有向下节点推送审批通过的功能，有向上节点退回并提交退回理由的功能。

3. 检查考核管理：采集、获取或自动获取检查考核信息，提供与既往检查考核关联的功能、对比分析功能、生成检查考核文档的功能，提供有权限管控的检查考核信息的修改、删除、查询等功能。

4. 评估评价管理：根据设定的条件自动完成内控事件的评估评价，定期定时推送发布评估评价报告。提供带条件、带范围、带时间选定一个内控事件获取评估评价报告；提供选定一组内控事件获取评估评价报告的功能。提供查询评价评估运算过程的功能、钻取评估评价报告明细的功能。

5. 监测预警管理：根据设定的条件自动进行监测预警，定期定时推送发布监测预警报告。提供带条件、带范围、带时间选定一个内控事件获取监测预警报告；提供选定一组内控事件获取监测预警报告的功能。提供查询监测预警运算过程的功能、钻取监测预警报告明细的功能。

6. 查询统计分析：根据选定的条件、时间、范围及事件分组，关联查询执行信息、内控流程、检查考核、评价评估和监测预警信息；提供查询信息的综合展现功能；提供查询信息的溯源、下钻明细的功能；提供查询信息的排序、汇总功能；提供查询信息的图形及统计图的展现功能，提供查询条件保存、查询条件的修改功能。

三、科研工作内控管理

1. 执行信息管理：采集、获取或自动获取科研工作的执行信息，包括且不限科研项目管理办法、科研合同管理办法、科研经费管理办法、科研成果与奖励管理办法、科研考评管理办法、科研论文发表工作程序、继教项目管理办法、科研档案管理办法、继教管理规定、进修管理规定、住院医师规范化培训管理制度、专科医师规范化培训管理制度、电子图书馆管理制度、科技文献检索应用管理制度的执行信息。提供有权限管控的执行信息的修改、删除、查询等功能。

2. 内控流程管理：对科研相关规章制度的制定、落实、监督、评价过程进行记录和监管，对科研相关工作的执行、监督、反馈过程进行记录和监管。根据设定的条件启动内控流程，依节点排序自动向审批通过人推送提示，推送相关文档文件、关联信息或信息链接、该节点审批通过的最后期限等。有向下节点推送审批通过的功能，有向上节点退回并提交退回理由的功能。

3. 检查考核管理：采集、获取或自动获取检查考核信息，提供与既往检查考核关联的功能、对比分析功能、生成检查考核文档的功能，提供有权限管控的检查考核信息的修改、删除、查询等功能。

4. 评估评价管理：根据设定的条件自动完成内控事件的评估评价，定期定时推送发布评估评价报告。提供带条件、带范围、带时间选定一个内控事件获取评估评价报告；提供选定一组内控事件获取评估评价报告的功能。提供查询评价评估运算过程的功能、钻取评估评价报告明细的功能。

5. 监测预警管理：根据设定的条件自动进行监测预警，定期定时推送发布监测预警报告。提供带条件、带范围、带时间选定一个内控事件获取监测预警报告；提供选定一组内控事件获取监测预警报告的功能。提供查询监测预警运算过程的功能、钻取监测预警报告明细的功能。

6. 查询统计分析：根据选定的条件、时间、范围及事件分组，关联查询执行信息、内控流程、检查考核、评价评估和监测预警信息；提供查询信息的综合展现功能；提供查询信息的溯源、下钻明细的功能；提供查询

信息的排序、汇总功能；提供查询信息的图形及统计图的展现功能，提供查询条件保存、查询条件的修改功能。

第五节　后勤工作内控管理

后勤工作内控管理包括总务工作内控管理、保卫工作内控管理、能源电力工作内控管理、医学装备工作内控管理等功能。

一、总务工作内控管理

1. 执行信息管理：采集、获取或自动获取总务工作的执行信息，包括且不限于物资申购管理制度、物资采购管理制度、工程项目立项管理制度、工程项目招投标管理办法、工程项目实施管理办法、外包服务监管制度、医疗废物管理制度、污水站管理制度、水电燃气管理制度、房屋使用管理制度、维修保养管理制度、车辆使用维修管理制度、库房安全管理制度、仓储物资管理制度、物资入库制度、物资申领管理制度、物资存量管理制度、物资报废回收处理制度、应急物资采购制度、绿化管理制度、爱国卫生管理等制度的执行信息。提供有权限管控的执行信息的修改、删除、查询等功能。

2. 内控流程管理：对总务相关规章制度的制定、落实、监督、评价过程进行记录和监管，对总务相关工作的执行、监督、反馈过程进行记录和监管。根据设定的条件启动内控流程，依节点排序自动向审批通过人推送提示，推送相关文档文件、关联信息或信息链接、该节点审批通过的最后期限等。有向下节点推送审批通过的功能，有向上节点退回并提交退回理由的功能。

3. 检查考核管理：采集、获取或自动获取检查考核信息，提供与既往检查考核关联的功能、对比分析功能、生成检查考核文档的功能，提供有权限管控的检查考核信息的修改、删除、查询等功能。

4.评估评价管理：根据设定的条件自动完成内控事件的评估评价，定期定时推送发布评估评价报告。提供带条件、带范围、带时间选定一个内控事件获取评估评价报告；提供选定一组内控事件获取评估评价报告的功能。提供查询评价评估运算过程的功能、钻取评估评价报告明细的功能。

5.监测预警管理：根据设定的条件自动进行监测预警，定期定时推送发布监测预警报告。提供带条件、带范围、带时间选定一个内控事件获取监测预警报告；提供选定一组内控事件获取监测预警报告的功能。提供查询监测预警运算过程的功能、钻取监测预警报告明细的功能。

6.查询统计分析：根据选定的条件、时间、范围及事件分组，关联查询执行信息、内控流程、检查考核、评价评估和监测预警信息；提供查询信息的综合展现功能；提供查询信息的溯源、下钻明细的功能；提供查询信息的排序、汇总功能；提供查询信息的图形及统计图的展现功能，提供查询条件保存、查询条件的修改功能。

二、保卫工作内控管理

1.执行信息管理：采集、获取或自动获取保卫工作的执行信息，包括且不限于保卫科工作制度、门卫管理制度、消防安全管理办法、消防安全宣传培训制度、消防安全预案及演练制度、视频监控室管理制度、视频监控管理制度、停车场管理制度、楼宇门禁管理制度、突发事件处置管理办法、易燃易爆物品管理制度、水电燃气安全检查制度、保安员管理制度、保安员值班制度、保安员交接班制度、电梯管理制度、餐饮服务管理制度的执行信息。提供有权限管控的执行信息的修改、删除、查询等功能。

2.内控流程管理：对保卫相关规章制度的制定、落实、监督、评价过程进行记录和监管，对保卫相关工作的执行、监督、反馈过程进行记录和监管。根据设定的条件启动内控流程，依节点排序自动向审批通过人推送提示，推送相关文档文件、关联信息或信息链接、该节点审批通过的最后期限等。有向下节点推送审批通过的功能，有向上节点退回并提交退回理由的功能。

3.检查考核管理：采集、获取或自动获取检查考核信息，提供与既往检查考核关联的功能、对比分析功能、生成检查考核文档的功能，提供有权限管控的检查考核信息的修改、删除、查询等功能。

4.评估评价管理：根据设定的条件自动完成内控事件的评估评价，定期定时推送发布评估评价报告。提供带条件、带范围、带时间选定一个内控事件获取评估评价报告；提供选定一组内控事件获取评估评价报告的功能。提供查询评价评估运算过程的功能、钻取评估评价报告明细的功能。

5.监测预警管理：根据设定的条件自动进行监测预警，定期定时推送发布监测预警报告。提供带条件、带范围、带时间选定一个内控事件获取监测预警报告；提供选定一组内控事件获取监测预警报告的功能。提供查询监测预警运算过程的功能、钻取监测预警报告明细的功能。

6.查询统计分析：根据选定的条件、时间、范围及事件分组，关联查询执行信息、内控流程、检查考核、评价评估和监测预警信息；提供查询信息的综合展现功能；提供查询信息的溯源、下钻明细的功能；提供查询信息的排序、汇总功能；提供查询信息的图形及统计图的展现功能，提供查询条件保存、查询条件的修改功能。

三、能源电力工作内控管理

1.执行信息管理：采集、获取或自动获取能源电力工作的执行信息，包括且不限于能源计量器具管理制度、医院能源消耗统计分析制度、中心供氧管理制度、二次供水管理制度、安全用电管理制度、配电间交接班制度、锅炉安全管理制度、锅炉运行保养制度、电梯维修保养制度、空调维修保养制度、特种设备安全管理制度的执行信息。提供有权限管控的执行信息的修改、删除、查询等功能。

2. 内控流程管理：对能源电力相关规章制度的制定、落实、监督、评价过程进行记录和监管，对能源电力相关工作的执行、监督、反馈过程进行记录和监管。根据设定的条件启动内控流程，依节点排序自动向审批通过人推送提示，推送相关文档文件、关联信息或信息链接、该节点审批通过的最后期限等。有向下节点推送审批通过的功能，有向上节点退回并提交退回理由的功能。

3. 检查考核管理：采集、获取或自动获取检查考核信息，提供与既往检查考核关联的功能、对比分析功能、生成检查考核文档的功能，提供有权限管控的检查考核信息的修改、删除、查询等功能。

4. 评估评价管理：根据设定的条件自动完成内控事件的评估评价，定期定时推送发布评估评价报告。提供带条件、带范围、带时间选定一个内控事件获取评估评价报告；提供选定一组内控事件获取评估评价报告的功能。提供查询评价评估运算过程的功能、钻取评估评价报告明细的功能。

5. 监测预警管理：根据设定的条件自动进行监测预警，定期定时推送发布监测预警报告。提供带条件、带范围、带时间选定一个内控事件获取监测预警报告；提供选定一组内控事件获取监测预警报告的功能。提供查询监测预警运算过程的功能、钻取监测预警报告明细的功能。

6. 查询统计分析：根据选定的条件、时间、范围及事件分组，关联查询执行信息、内控流程、检查考核、评价评估和监测预警信息；提供查询信息的综合展现功能；提供查询信息的溯源、下钻明细的功能；提供查询

信息的排序、汇总功能；提供查询信息的图形及统计图的展现功能，提供查询条件保存、查询条件的修改功能。

四、医学装备工作内控管理

1. 执行信息管理：采集、获取或自动获取医学装备工作的执行信息，包括且不限于医疗设备配置原则与标准、医疗设备器械计划编制制度、医疗设备器械计划审批制度、医疗设备器械验收调试制度、大型医疗设备管理办法、医疗设备使用保养规定、医疗设备维修制度、医疗设备更新报废制度、医疗设备使用安全管理制度、医疗设备安全监测检测制度、医用计量器具定期检定制度、医疗设备使用培训考核制度、高质耗材使用监督制度、医疗设备使用评级制度的执行信息。提供有权限管控的执行信息的修改、删除、查询等功能。

2. 内控流程管理：对医学装备相关规章制度的制定、落实、监督、评价过程进行记录和监管，对医学装备相关工作的执行、监督、反馈过程进行记录和监管。根据设定的条件启动内控流程，依节点排序、自动向审批通过人推送提示，推送相关文档文件、关联信息或信息链接该节点审批通过的最后期限等。有向下节点推送审批通过的功能，有向上节点退回并提交退回理由的功能。

3. 检查考核管理：采集、获取或自动获取检查考核信息，提供与既往检查考核关联的功能、对比分析功能、生成检查考核文档的功能，提供有权限管控的检查考核信息的修改、删除、查询等功能。

4. 评估评价管理：根据设定的条件自动完成内控事件的评估评价，定期定时推送发布评估评价报告。提供带条件、带范围、带时间选定一个内控事件获取评估评价报告；提供选定一组内控事件获取评估评价报告的功能。提供查询评价评估运算过程的功能、钻取评估评价报告明细的功能。

5.监测预警管理：根据设定的条件自动进行监测预警，定期定时推送发布监测预警报告。提供带条件、带范围、带时间选定一个内控事件获取监测预警报告；提供选定一组内控事件获取监测预警报告的功能。提供查询监测预警运算过程的功能、钻取监测预警报告明细的功能。

6.查询统计分析：根据选定的条件、时间、范围及事件分组，关联查询执行信息、内控流程、检查考核、评价评估和监测预警信息；提供查询信息的综合展现功能；提供查询信息的溯源、下钻明细的功能；提供查询信息的排序、汇总功能；提供查询信息的图形及统计图的展现功能，提供查询条件保存、查询条件修改的功能。

| 第七章 |

清廉医院医德医风系统

良好的医德医风是医务从业人员职业素养的要求，是医务工作人员的行为规范与准则，也是医院管理中改善服务态度、提高医疗质量的根本环节。清廉医院医德医风系统包括个人医德医风档案管理、科室医德医风档案管理、医德医风考评和医德医风监管等内容。

第一节　个人医德医风档案管理

个人医德医风档案是个人医德医风情况的真实记录，是个人医德医风考评的依据。医德医风档案主要包括建立个人档案、档案更新、查询统计等功能。

一、建立个人档案

建立医务人员的医德医风个人档案，包括个人基本信息、从业简历、历年来培训学习、晋升晋级及奖惩记录等。提供从其他系统导入数据信息的功能，提供数据信息的清洗查错功能，提供有权限控制的个人基本信息的查询功能、修改功能、删除功能和统计汇总功能。

二、档案更新

提供个人医德医风档案的更新功能，提供采集满意度评价信息的功能，提供采集诚信行医、规范行医、拒收红包礼品和商业提成等信息的功能，提供采集绩效考核、医疗质量管理或工作质量、医院文化建设、医院人才建设等信息的功能。提供与相关系统对接获取以上信息数据的功能。支持获取和管理多种形式的信息数据、包括文字文件、图形图像、音视频等。提供对获取的数据进行清洗、查重、查错功能。

三、查询统计

提供个人医德医风档案的查询功能，包括按时间段查询、按项目查询、带条件查询的功能，提供查询信息的排序汇总功能，提供查询信息的导出功能和发送功能。

第二节　科室医德医风档案管理

科室医德医风档案主要包括建立科室档案、档案更新、查询统计等功能。

一、建立科室档案

提供建立科室医德医风档案的功能，包括科室基本情况、业务范围、职责与权利、历任负责人、组成人员、历年奖惩与业绩等情况等。提供从其他系统导入数据信息的功能，提供数据信息的清洗查错功能，提供有权限控制的查询功能、修改功能、删除功能和统计汇总功能。

二、档案更新

提供科室医德医风档案的更新功能，提供采集满意度评价信息的功能，提供采集诚信行医、规范行医、拒收红包礼品捐赠和商业提成等信息的功能，提供采集绩效考核、医疗质量管理或工作质量、医院文化建设、医院人才建设等信息的功能。提供与相关系统对接获取以上信息数据的功能。支持获取和管理多种形式的信息数据、包括文字文件、图形图像、音视频等。提供对获取的数据进行清洗、查重、查错功能。

三、查询统计

提供个人医德医风档案的查询功能，包括按时间段查询、按项目查询、带条件查询的功能，提供查询信息的排序汇总功能，提供查询信息的导出功能和发送功能。

第三节　医德医风考评

医德医风考评包括考评规则管理、考评实施、查询统计等功能。

一、考评规则管理

提供考评规则管理功能，包括评分规则、记分规则、加分规则的管理；提供各规则所需数据来源及数据存放位置、指标计算方法，评分加分的判断规则及指标计算方法。提供与指标相关的规则库和知识库的管理功能。提供各规则的修改、停用、启用功能，提供将有关规则组合成考评方案的功能。提供各考评规则、考评方案的查询汇总功能。

二、考评实施

选用考评方案、生成考评结果。提供选用考评方案的功能，包括设置考评参与对象的范围、考评起止时间范围等条件。提供考评结果的加密保存功能，提供考评结果的审核审批功能，提供考评结果统一发布功能，提供考评结果防篡改功能，提供考评结果推送给有关领导和部门的功能。支持个人自评、科室自评，支持保存自评信息，支持自评结果作为上级考评的项目。

三、查询统计

提供考评结果的查询统计功能，提供考评结果以数据清单、文字、统计表、图形图像等方式进行展示的功能，提供分层分级展示查询结果的功能，提供考评结果下钻至基础数据、计算方法的功能，提供考评结果的统计汇总排序的功能，提供查询结果的导出发送功能。

第四节　医德医风监管

医德医风监管包括监管参数管理、实时监管、监测预警等功能。

一、监管参数管理

提供设置监管指标的功能，包括监管指标的所需数据来源及数据存放位置、指标计算方法，指标应用范围、起止时间段、正常阈值等参数。提供与监管指标相关的规则库和知识库的管理功能。提供各指标的修改、停用、启用功能。提供对重大决策、重要干部任免、重要项目安排、大额度资金调度等进行全流程动态监管的功能，包括各事项的监管节点、各节点所需数据来源及数据存放位置、各节点状况的判别条件、各节点状况的阈值等参数。提供各监管事项参数的修改、停用、启用功能。

二、实时监管

提供医德医风实时监管功能，选定监管的指标与事项、设定结果刷新周期、启动实时监管。提供监管结果的展示功能，包括采用数据清单、文字、统计表、图形、图像等方式进行展示。提供分层分级查询监管指标和监管事项，提供监管结果的统计汇总排序的功能，提供经过结果的导出发送功能。

三、监测预警

提供医德医风实时监测预警功能，根据实时监测结果进行监测预警，包括不同部门、科室、个人之间进行横向对比，与既往数据关联进行同期比及定基比、环比分析，与历史数据关联进行趋势预测，与有关模型和知识库、规则库关联提出干预决策建议等。提供超阈值数据、偏态数据、异常预测数据的预警报警功能。提供向领导、主管部门、特定科室、特定人员推送预警报警信息的功能。提供监测预警信息的保存功能、查询功能、回查复盘功能。

| 第八章 |

清廉医院绩效考核系统

　　清廉医院绩效考核系统满足国务院办公厅发布的《关于加强三级公立医院绩效考核工作的意见》和国家卫健委印发的《三级医院评审标准（2020年版）》等规章制度的要求。建立科学的绩效考核指标体系能调动人员积极性、深化公立医院改革、促进医院高质量发展。

　　清廉医院绩效考核系统功能包含绩效考核数据与指标管理、绩效考核方案管理、绩效考核实施、绩效考核档案管理四个部分。

第一节　绩效考核数据与指标管理

　　绩效考核数据与指标管理包括绩效考核字典管理、数据集表单管理和指标管理三部分内容。

一、绩效考核字典管理

　　1.字典管理:提供疾病分类与代码、手术操作分类代码、医保药品目录、医疗服务项目等与绩效考核有关的数据字典，包含且不限于《全国医院数据上报管理方案》中所列医疗数据字典、运营数据字典。提供字典的查询统计汇总功能、分级分层展现功能、相关字段对比展现功能。

2.字典维护：提供有权限控制的字典数据修改功能，提供带条件、带范围、带时间选定要修改的项目，提供单个项目的修改、批量项目的修改、批量项目的某字段的统一修改等功能。有保存修改痕迹的功能，有查询、统计修改情况的功能。

3.停用删除：提供有权限控制的项目停用或删除功能，提供带条件、带范围、带时间选定要停用删除的项目，提供单个项目的停用删除、批量项目的停用删除等功能。有保存停用删除操作痕迹的功能，有查询、统计停用删除操作记录的功能。

4.解停启用：提供有权限控制的项目解停启用功能，提供带条件、带范围、带时间选定要解停启用的项目标，提供单个项目的解停启用、批量项目的解停启用等功能。有保存解停启用操作痕迹的功能，有查询、统计解停启用操作记录的功能。

二、绩效考核数据集表单管理

1.数据集表单管理：提供门急诊业务、住院业务、辅助检查业务、医疗管理业务等数据集的表单，包含且不限于《全国医院数据上报管理方案》中所列各类数据集的表单。提供表单及字段的查询统计汇总功能、分级分层展现功能、相关表单与字段对比展现功能。

2.表单维护：提供有权限控制的表单及字段修改功能，提供带条件、带范围、带时间选定要修改的表单及字段，提供单个表单及字段的修改、批量表单及字段的统一修改等功能。有保存修改痕迹的功能，有查询、统计修改情况的功能。

3.停用删除：提供有权限控制的表单及字段停用或删除功能，提供带条件、带范围、带时间选定要停用删除的表单及字段，提供单个表单及字段的停用删除、批量表单及字段的停用删除等功能。有保存停用删除操作痕迹的功能，有查询、统计停用删除操作记录的功能。

4. 解停启用：提供有权限控制的表单及字段解停启用功能，提供带条件、带范围、带时间选定要解停启用的表单及字段，提供单个表单及字段的解停启用、批量表单及字段的解停启用等功能。有保存解停启用操作痕迹的功能，有查询、统计解停启用操作记录的功能。

三、绩效考核指标管理

1. 指标管理：定义绩效考核指标，包括指标名称、指标计算方法、数据来源（获取途径、信息数据集名称、信息或字段名称、取值条件等）、结果波动区间、指标结果评判等。提供定义联动指标的功能。定义的指标包含且不限于个人考核指标、科室考核指标、全院考核指标以及《全国医院上报数据统计分析指标集》列出的所有指标。

2. 指标维护：提供有权限控制的指标修改功能，提供带条件、带范围、带时间选定要修改的指标，提供单个指标和批量指标的修改、批量指标的某字段的统一修改等功能。有保存修改痕迹的功能，有查询、统计修改情况的功能。

3. 停用删除：提供有权限控制的指标停用或删除功能，提供带条件、带范围、带时间选定要停用删除的指标，提供单个指标的停用删除、批量指标的停用删除等功能。有保存停用删除操作痕迹的功能，有查询、统计停用删除操作记录的功能。

4. 解停启用：提供有权限控制的指标解停启用功能，提供带条件、带范围、带时间选定要解停启用的指标，提供单个指标的解停启用、批量指标的解停启用等功能。有保存解停启用操作痕迹的功能，有查询、统计解停启用操作记录的功能。

第二节 绩效考核方案管理

绩效考核方案管理包括方案设置与维护、知识库建设与维护、规则库建设与维护等内容。

一、方案设置与维护

1. 方案设置：设置绩效考核方案，包括方案名称、属性、启用时间、实施范围、关联字典、基础数据、数据集及获取渠道、指标及应用范围和指标运算的规则与知识、考核结果展现形式等参数信息。至少支持且不限于国家公立医院绩效考核方案的设置、各省市扩展绩效考核方案的设置，科室绩效考核方案、专科绩效考核方案、专业绩效考核方案的设置，包括且不限于综合目标管理法、DRG 等绩效考核方法的设置。

2. 方案维护：提供有权限控制的修改功能，提供带条件、带范围、带时间选定要修改的考核方法及指标，提供单个指标及应用范围的修改、批量指标及应用范围的修改、批量指标的某字段的统一修改等功能。有保存修改痕迹的功能，有查询、统计修改情况的功能。

3. 停用删除：提供有权限控制的停用或删除功能，提供带条件、带范围、带时间选定要停用删除的考核方案及指标，提供单个指标及应用范围的停用删除、批量指标及应用范围的停用删除等功能。有保存停用删除操作痕迹的功能，有查询、统计停用删除操作记录的功能。

4. 解停启用：提供有权限控制的解停或启用功能，提供带条件、带范围、带时间选定要解停或启用的考核方案及指标，提供单个指标及应用范围的解停或启用、批量指标及应用范围的解停或启用等功能。有保存停用删除操作痕迹的功能，有查询、统计停用删除操作记录的功能。

二、知识库建设与维护

1. 知识库建设：提供绩效考核知识库构建功能，包括科室绩效考核知识库、专科绩效考核知识库、专业绩效考核知识库，以及综合目标管理算法知识库、全成本核算算法知识库、平衡计分卡算法知识库、关键绩效指标算法知识库、以资源为基础的相对价值法算法知识库、疾病诊断相关分类法算法知识库等。提供知识库查询、展现功能，知识库调用管理及加密保密功能。

2. 知识库维护：提供有权限控制的修改功能。提供带条件、带范围、带时间选定要修改的知识库，提供知识库单个知识及适应范围的修改、批量知识及适应范围的修改功能。有保存修改痕迹的功能，有查询、统计修改情况的功能。

3. 知识库停用启用：提供有权限控制的停用启用功能。提供带条件、带范围、带时间选定要停用启用的知识库，提供知识库单个知识及适应范围的停用启用、批量知识及适应范围的停用启用功能。有保存停用启用痕迹的功能，有查询、统计停用启用情况的功能。

三、规则库建设与维护

1. 规则库建设：提供绩效考核规则库构建功能，包括科室绩效考核规则库、专科绩效考核规则库、专业绩效考核规则库、综合目标管理算法规则库、全成本核算算法规则库、平衡计分卡算法规则库、关键绩效指标算法规则库、以资源为基础的相对价值法算法规则库、疾病诊断相关分类法算法规则库等。提供规则库查询、展现功能，规则库调用管理及加密保密功能。

2. 规则库维护：提供有权限控制的修改功能。提供带条件、带范围、带时间选定要修改的规则库，提供规则库单个规则及适应范围的修改、批量规则及适应范围的修改功能。有保存修改痕迹的功能，有查询、统计修改情况的功能。

3. 规则库停用启用：提供有权限控制的停用启用功能。提供带条件、带范围、带时间选定要停用启用的规则库，提供规则库单个规则及适应范围的停用启用、批量规则及适应范围的停用启用功能。有保存停用启用痕迹的功能，有查询、统计停用启用情况的功能。

第三节　绩效考核实施

绩效考核实施包含绩效考核指标查询、绩效考核自评、绩效考核运行、绩效考核分析评价等功能。

1. 绩效考核指标查询：提供有权限控制的考核指标查询功能。提供带条件、带范围、带时间选定要查询的指标，包括指标属性、计算方法与规则、结果及评价。提供查询单个指标、查询批量指标的功能。有保留查询痕迹的功能，有统计汇总查询情况的功能。

2. 绩效考核自评：提供有权限控制的绩效考核自评功能。可选定考核方案及范围和时间、调用考核方案、生成考核数据、调用相关知识库和规则库、产出考核结果、展现考核结果和考核评价。有保留自评痕迹的功能，有统计汇总自评情况的功能。

3. 绩效考核运行：提供有权限控制的绩效考核运行功能。可设定为自动定时运行或人为设定运行。运行启动后根据设定调用考核方案、生成考核数据、调用相关知识库和规则库、产出考核结果和考核报告、展现考核结果和考核评价。有保留运行痕迹的功能，有统计汇总运行情况的功能。

4. 绩效考核分析评价：提供有权限控制的绩效考核分析评价功能。根据选定对绩效考核进行分析评价，提供考核结果分析评价功能，包括纵向对比、横行对比、趋势预测等；提供分析评价结果的展现功能，包括数据表格、图形图像、动态模拟等形式的展现功能。提供干预模拟的相关信息，提供持续改进相关参数信息。

第四节　绩效考核档案管理

绩效考核档案管理包括绩效考核档案建立、绩效考核档案更新、绩效考核档案分析、绩效考核档案调用等内容。

1.绩效考核档案建立：提供建立科室绩效档案，绩效的档案包括科室名称、考核时间、考核方法、考核组织、考核人员、考核结果、考核评分、考核评价及建议等项目；提供项目变更功能；提供档案采集功能、查询功能、统计汇总及多种形式展现等功能。

提供建立个人绩效档案，绩效的档案包括姓名、考核时间、考核方法、考核组织、考核人员、考核结果、考核评分、考核评价及建议等项目；提供项目变更功能；提供档案采集功能、查询功能、统计汇总及多种形式展现等功能。

2.绩效考核档案更新：提供科室绩效考核档案更新功能，包括自动和手动更新功能，提供与考核实施自动关联获取考核结果的功能。提供更新结果的发生告之、提醒展现、接收确认功能，提供更新结果的查询统计汇总及展现功能。

提供个人绩效考核档案更新功能，包括自动和手动更新功能，提供与考核实施自动关联获取考核结果的功能。提供更新结果的发生告之、提醒展现、接收确认功能，提供更新结果的查询统计汇总及展现功能。

3.绩效考核档案分析：提供设定绩效考核档案分析的功能，按知识库的规则提取绩效考核档案的分析指标；根据规则对既往和当前的绩效考核指标进行对比分析，根据对比分析结果提取影响指标波动的因素；对不同考核方法的考核结果进行对比分析，根据对比分析结果提取影响考核结果波动的因素。

4.绩效考核档案调用：提供有权限控制的绩效考核档案调用功能，包括调用流程管理、调用控制条件、调用审批等功能。提供调用内容的打印、复制、推送功能，提供调用内容的加密、加暗印展现功能。有保存调用记录的功能，有查询、统计调用情况的功能。

管理篇

| 第九章 |

清廉医院药械监管系统

药械监管系统遵循《中华人民共和国药品管理法》《医疗器械监督管理条例》等有关规章制度需求，支撑各医疗机构药品、器械的信息化监督管理，实现药品供应、使用、短缺登记和器械供应、使用的全程动态监管，完成相关统计分析、提供辅助决策依据。药械监管系统主要供医疗机构监督审计员以及医院领导使用。药械监管系统包括药品采购监管、药品使用监管、短缺药品监管、器械采购监管、器械使用监管。

第一节　药品采购监管

一、环节监管

提供监管药品采购全流程的监管功能，包括采购计划编制与审批的监管、阳光招标采购监管、采购合同监管、入库监管、支付监管及出库等各环节的监管，监管项目包括流程发起人、审批人、采购总金额、药品采购总次数、药品采购品种数、药品采购品规数等。

提供异常情况监控，如：相同品种相同规格药品的价格差异提醒，对提醒做待调查、已调查、已处理、无须处理等处理结果，并且允许结果与其他系统互通，形成各系统之间的关键数据流通闭环。

二、库存监管

获取库存信息，提供各品种库存数量、金额、库存周转期等信息，提供按存放时间统计各品种的数量及金额，提供按时间区间统计各品种入库数量、出库数量、处方数量的对比统计功能。提供各品种库存基线与实际库存的对比统计功能。

第二节　药品使用监管

一、抗菌药品监管

1. 使用抗菌药品总数情况分析：区分门诊住院，使用抗菌药品总数、使用抗菌药品人数、抗菌药品处方数、人均抗菌用药数、处方平均抗菌用药数。

2. 针剂使用率分析：使用针剂（注射液、粉针）人数、就诊人数、针剂使用率（人数计），针剂处方、处方数、针剂使用率（处方计）。

3. 抗菌药品使用排序分析：全部药品排序、抗菌药物排序，均以金额计、以使用数量计（最小独立单位）、以限定日剂量（defined daily dose, DDD）计。

4. 费用情况分析：抗菌药物费用、药费、抗菌药物费用总药费比例（含人均费用）。

5. 抗菌药品使用强度、联用情况分析指标：住院抗菌药物消耗量（累计 DDD 值）、同期住院患者人数、同期平均住院天数。出院及在院（24小时前）品种［单用、2种（联）、3种（联）、多种（联）（24小时内算联用）］和疗程。

6. 手术分析：Ⅰ类切口手术和经血管途径介入诊疗手术抗菌药物预防使用率、给药品种、时机（术前 0.5 ～ 2 小时、超出此时间段、术后）、疗程（24 小时、24 ～ 48 小时、> 48 小时）等。

二、贵重药品监管

1. 使用范围监管：动态提供各科室贵重药品的使用数量、金额，使用贵重药品病人占比、费用占比等指标，提供监管指标的预警报警功能。

2. 进销存监管：提供贵重药品进销存监管功能，包括进、销、存数量对比和金额对比，提供贵重药品与普通药品的库存周期对比，提供监管指标的预警报警功能。

第三节　短缺药品监管

一、短缺药品登记

提供短缺药品登记功能，包括次数、药品短缺登记品种数的统计，并且支持下钻展示药品品种名、登记次数、登记科室数、登记品规数，支持继续下钻展示药品品种名、剂型、规格、生产厂商、数量、单位、登记日期、登记科室、短缺原因等内容。提供登记信息的查询、统计及汇总功能，提供登记信息的分析对比功能。

二、药品短缺上报

提供药品短缺上报功能，包括机构上报、系统自动上报等形式。提供短缺药品目录及基线数量维护功能，提供从监管规则库和监管知识库中获取监管规则与监管知识的功能，提供定时巡查短缺药品库存、自动完成短缺药品短缺登记及上报、自动解除药品短缺标志的功能，自动记录预警、上报、解除预警的相关痕迹，提供上报情况的查询统计及汇总功能。

三、进销存监管

提供短缺药品进销存监管功能，包括进、销、存数量对比和金额对比，提供贵重药品与普通药品的库存周期对比，提供监管指标的预警报警功能。当药品短缺登记情况已处理后，对相应药品短缺数据做已处理等处理结果。

提供异常情况监管功能，提供从监管规则库和监管知识库中获取监管规则与监管知识，对异常情况进行预警报警，如销量明显大于进货数量、库存数量明显高于基线数量等。

四、运行维护

提供有权限管理的运行维护功能，提供数据字典的增删改功能，提供登记上报和监管预警的规则库维护功能、知识库维护功能，提供上报及解除上报的控制参数维护功能。提供所有维护操作痕迹的查询统计及汇总功能。

第四节　器械采购监管

一、采购流程监管

提供监管器械采购全流程的监管功能，包括采购计划编制与审批的监管、阳光招标采购监管、采购合同监管、入库监管、支付监管及出库等各环节的监管，监管项目包括流程发起人、审批人、器械采购总金额、器械采购总次数、器械采购品种数、器械采购品规数等。

提供异常情况监管功能，提供从监管规则库和监管知识库中获取监管规则与监管知识，对异常情况进行预警报警，如相同品种相同规格器械的价格差异提醒，对提醒做待调查、已调查、已处理、无须处理等处理结果，并且允许结果与其他系统互通，形成各系统之间的关键数据流通闭环。

二、库存监管

获取库存信息，提供各类器械库存数量、金额、库存周转期等信息，提供按存放时间统计各类器械的数量及金额，提供按时间区间统计各类器械入库数量、出库数量、处方数量的对比统计功能。提供各类各器械库存基线与实际库存的对比统计功能。

提供异常情况监管功能，提供从监管规则库和监管知识库中获取监管规则与监管知识，对异常情况进行预警报警，如出库数量明显大于入库数量、处方数量明显大于入库数量、库存数量明显高于基线数量等。

三、进销存监管

提供各类器械进销存监管功能，包括进、销、存数量对比和金额对比，提供各类器械之间的库存周期对比，提供监管指标的预警报警功能。如相同品种相同规格器械的价格差异提醒，对提醒做待调查、已调查、已处理、无须处理等处理结果，并且允许结果与其他系统互通，形成各系统之间的关键数据流通闭环。

提供异常情况监管功能，提供从监管规则库和监管知识库中获取监管规则与监管知识，对异常情况进行预警报警，如销量明显大于进货数量、库存数量明显高于基线数量等。

第五节　器械使用监管

1.建立医院器械档案，包括器械采购信息、器械入库信息、器械领取信息、器械使用信息、器械保养维修信息。自动获取器械使用情况记录。提供器械档案的查询功能、统计汇总功能、调阅功能、打印功能以及有权限控制的档案信息发送功能。

2. 提供器械使用品种数、器械使用品规数的统计汇总功能，使用年限及折旧情况的统计汇总功能。

3. 提供器械品种使用总人次（包括门急诊使用人次／住院使用人次）排名，支持下钻展示器械品种名、合计使用人次、门急诊使用人次、住院使用人次、使用科室数、使用品规数等内容。支持继续下钻展示器械品种名、使用科室、合计使用人次、门急诊使用人次、住院使用人次、使用品规数等详细内容。提供品种使用总人次的查询统计及汇总功能，信息调阅功能和打印功能以及有权限控制的信息发送功能。

4. 提供科室使用总人次（包括门急诊使用人次／住院使用人次）排名。支持下钻展示使用科室、器械品种名、器械品规、合计使用人次、门急诊使用人次、住院使用人次等详细内容。提供科室使用总人次的查询统计及汇总功能，信息调阅和打印功能以及有权限控制的信息发送功能。

5. 使用管理，获取器械使用信息，包括使用操作者的信息、消毒灭菌信息、场地环境信息、诊疗对象信息、诊疗效益效果信息、收费信息等。提供使用信息的查询统计及汇总功能，信息调阅和打印功能，以及有权限控制的信息发送功能。

6. 统计分析，能够结合其他业务系统的数据，根据器械使用信息及考核管理规则，对器械进行绩效分析、排名，支持下钻展示使用科室、器械品种名、器械品规、绩效得分明细等数据。

第十章

清廉医院供应商管理系统

供应商管理系统是根据国家、卫生行政主管部门及医院相关管理要求，为规范医疗机构与供应商行为，建立合理、合法、合规的院企合作交流通道，并对合作项目进行监管，而构建起的廉政新态势下的清廉院企模式。医院供应商管理包括供应商监管、供应商代表管理、项目合同管理等功能。

第一节　供应商监管

一、档案管理

1.注册认证：建立供应商资源库，对供应商进行统一注册、分类和维护。内容包括将供应商名称、地址、资质、经营范围、合作项目、负责人、联系人等基本信息进行登记。对供应商可根据其服务范围进行分类管理，包括但不限于药品、器械、服务和项目。

2.变更功能：提供有权限控制的基本信息的变更功能，包括基本信息的新增、修改、删除等功能，提供变更操作的留痕功能，提供变更操作的查询功能。

二、业务管理

1. 信息获取：获取供应商业务信息，获取供应商提供服务的相关指标，获取包括且不限于项目名称、金额、数量、业务科室与对接人、交付验收情况、完成质量与效果等内容，支持对具体内容的下钻展示或合同附件查看。

2. 统计分析：提供按照年度、季度、科室分别对供应商提供的药品、器械、服务项目和其他项目进行统计的功能。提供同类供应商同比、环比和分科室排名统计功能。

三、监督管理

1. 违规记录：提供供应商违规行为信息的采集功能，包括违规行为发生时间、项目名称、违规事实、涉及人员、处理结果等信息。

2. 信用评分：维护供应商的信用指标，提供供应商信用的评分、评级功能。

3. 院企合作监管：建立医院与企业合作项目的智能关系分析图表，根据项目金额、关系人、关系科室、频次等关键指标进行分析。建立供应商代表智能关系分析图表，根据供应商代表所属地区、工作经历、人际经历关系、合作项目金额、数量和频次等进行分析。

第二节　供应商代表管理

一、档案管理

1. 注册认证：提供医药代表实名注册功能，包括备案号、姓名、身份证号码、医药生产经营企业、代表类型、状态等；根据医药代表的业务范围进行分类管理。已经注册的医药代表可以通过账号密码登录，并进行实名制认证。

2. 变更功能：提供有权限控制的注册信息的变更功能，包括基本信息的新增、修改、删除等功能；提供医药代表注册信息有效期的管理控制功能。提供变更操作的留痕功能，提供变更操作的查询功能。

二、业务管理

1. 预约管理：医药代表需要进行拜访时，须在系统上提前预约，选择拜访科室、预约时间，填写来访理由等事项即可提交预约，提交后，对应的网络监督员会收到预约申请。提供查看历史预约记录的功能，包括所有待拜访、已取消、已拜访、已驳回和待审核的记录。提供待拜访行程的取消功能。

2. 阳光接待：支持通过二维码预约，药械代表要进医院，须提前通过扫码预约；进医院后，须扫码签到、匹配药械代表供应商"准入证"；整个谈话均以系统形式记录下来，离院也要扫码签退。可根据不同的接待生成相应的接待档案，汇总成接待汇总台账，并根据每一个接待通知反馈执行结果生成接待汇总完整记录。提供来访人员的接待场景记录、总结记录和后续反馈评价记录并按照实际概况存入数据库的功能。

3. 查询统计：支持显示所有接待汇总记录。支持可以通过输入代表姓名、代表所属企业、接待科室、预约时间来查看所需的接待记录详情。可根据不同类别的接待任务分别进行自动汇总，生成分类台账和年度总台账，利于不同维度的台账维护和管理需要。

三、综合分析

1. 展示各个供应商代表对本院进行拜访的来访时间、拜访科室、拜访人员、拜访目的、来访时长。

2. 对厂商目前状况、其他合作医院、与本院合作时间、采购项目、采购情况、未来计划进行图标展示。

3. 对代表所属地区、工作经历、人际经历关系进行调研展示，数据在智慧监督模块中进行人际关系分析预警。

4. 分类统计药剂代表、设备代表、耗材代表具体人次。

第三节　项目合同管理

1. 系统支持建立合同专用的基础档案，用以支持合同管理业务过程中各项流程及功能运行的稳定性，提高合同管理效率。要求包含合同管理所必需的合同类型、收付款计划档案、合作单位档案等。支持对合同相关档案的便捷化增删改查及关联功能。合同管理模块支持角色分配及权限管理。

2. 合同签订前，系统支持多部门流程的合同会审：可建立合同模板库，合同会审时能在线预览，合同在线会签留痕便捷，会签审批时自动带出历史签订的合同信息。

3. 支持将签订版的合同文本附件上传至合同管理系统，支持实时在系统查询合同的基本信息及电子版合同文本。

4. 系统支持维护合同的收/付条款计划，包括计划收/付款金额、收/付款比例、计划收/付款时间、收/付款类型及付款条件等。支持实时查询合同收/付条款计划的执行状态，便于分析计划收/付条款和实际执行的差异，同时避免超额支付等情况。

5. 系统支持合同统一的归档管理，由经办人发起合同归档申请流程，合同归档管理部门进行合同的归档确认／驳回，已归档的合同系统支持实时生成合同归档编号，便于纸质合同与线上合同统一管理，同时支持实时查询合同的归档状态。

6. 在合同执行的过程中，若合同发生变更，可在系统提交变更申请流程，并上传相关的补充协议。变更流程完成后，可实时查询合同的变更明细记录，包括变更字段、变更前、变更后、变更人、变更时间等。

7. 系统可进行自定义设置合同预警提示功能，可建立合同执行跟踪反馈机制，将合同进度信息录入系统后，可查看各个环节执行情况，包括已执行和将执行，对要执行点有提醒，如合同到期预警、合同计划收款预警、合同计划付款预警等。同时可配置预警人员，系统支持实时推送合同收／付预警信息，并提示相关人员实时监控合同的执行情况，并根据信息做出相应的决策。

8. 可根据合同的类型建立风险数据库，梳理不同类型合同每个环节的风险点，如物资采购合同、基建合同、收支合同等，系统自动审核并提示各个执行环节存在的风险，将风险防范重点根据金额权限推送到不同部门负责人并引起关注。

9. 系统可根据合同执行数据，实现自动汇总出具合同总体执行情况表与合同明细执行情况表。包括合同基本台账、收付款合同执行汇总统计、收付款合同执行明细统计、应付／已付分析等。

|第十一章|

清廉医院医疗质量监管系统

清廉医院医疗质量监管系统包括诊疗行为监管、病历质量监管、护理行为监管、用药行为监管和院感监管等功能。为医院/医疗集团及医院分院的医疗质量提供全程闭环、动态监管的技术支撑。为相关监测预警、统计分析、辅助决策提供技术支撑。

第一节　诊疗行为监管

诊疗行为监管主要针对诊断与治疗的监管、临床路径执行情况的监管等功能。

一、诊断与治疗的监管

诊断与治疗的监管包括诊疗频次监管、诊疗组合监管、诊疗对象监管、诊疗结果监管和应查未查监管等功能。

1.诊疗频次监管：提供设定诊疗频次正常范围的功能、设定相关病种病情诊疗频次正常范围的功能；根据规范知识库的规则及时展现全院和各科室诊疗频次的发生数，对超范围数值进行提示报警，包括单日频次超过常规、间隔日期异常等。有汇总统计功能，有从汇总统计数据钻取异常明细的功能。

2. 诊疗组合监管：提供设定异常诊疗组合的功能；根据规范知识库的规则及时展现全院和各科室诊疗组合异常的发生数，对异常情况进行提示报警。有汇总统计功能，有从汇总统计数据钻取异常情况明细的功能。

3. 诊疗对象监管：提供设定某类对象不应有的诊疗项目的功能；根据规范知识库的规则及时展现全院和各科室的对象异常的发生次数，对异常情况进行提示报警。有汇总统计功能，有从汇总统计数据钻取异常情况明细的功能。

4. 诊疗结果监管：提供设定诊疗项目群体阳性值范围的功能；提供设定诊疗项目个体逻辑正常值范围的功能；根据规范评价当前诊疗行为的规范遵从度和诊疗行为的安全风险；提供可选定诊疗方案及其效果评价的功能；根据规范知识库的规则及时展现全院和各科室群体阳性值和个体逻辑异常情况，对异常情况进行提示报警。有汇总统计功能，有从汇总统计数据钻取异常情况明细的功能。

5. 应查未查监管：提供设定应查未查项目的功能，如入院检查应查三大常规，输血应查艾滋病、梅毒、乙型肝炎和丙型肝炎等；提供按规范知识库的规则及时展现全院和各科室应查未查的情况，对异常情况进行提示报警。有汇总统计功能，有从汇总统计数据钻取异常情况明细的功能。

二、临床路径执行情况的监管

1. 在院病人临床路径执行情况监管：提供获取全院、各科室、各经治医师的在院病人临床路径执行指标的功能，包括可入径人数、实际入径人数、正变异人数、负变异人数、退出人数和完成人数等指标。提供按规范知识库的规则对各病种临床路径的指标异常情况进行提示报警的功能。提供按科室、经治医师和病种进行汇总统计和对比分析的功能，提供从汇总统计数据钻取异常指标明细的功能。

2. 出院病人临床路径执行情况统计：提供获取全院、各科室、各经治医师的出院病人临床路径执行指标的功能，包括可入径人数、实际入径人数、正变异人数、负变异人数和完成人数等指标。提供按规范知识库的规则，对各病种临床路径的指标进行统计分析对比的功能。提供汇总统计和对比分析功能，提供从汇总统计数据钻取异常指标明细的功能。

第二节　病历质量监管

病历质量监管包括对病历的时限审核、逻辑性审核和关联性审核。时限审核是按国家有关规定设定各病历应完成的时限、设定不同病情时各文书应完成的时限。逻辑性审核是应用逻辑性审核规则对病历进行属性逻辑审核（如男性病人的病历中有妇科检查的描述）、时间逻辑审核（如首次病程记录的入院时间与体温单中的入院时间不一致）、指标间逻辑审核（如成年人的身高与体重不一致）。关联性审核是调用有关规范知识库的规则进行的审核，包括阳性指标或阳性体征关联病程记录、重要诊疗关联病程记录、用药停药关联病程记录等审核。病历质量监管可分为运行病历质量监管、终末病历质量监管以及病历归档管理。

一、运行病历质量监管

按科室、经治医师提供运行病历质量监管情况，包括每个病人病历缺陷的个数、缺陷严重程度、名称，可直接展示缺陷的文书资料。按医院领导、管理部门、科室和经治医师的不同需求及时展现监管结果，提供统计、汇总、分类、排序和逐级钻取功能,提供对比分析功能,提供预警报警提示功能,提供管理缺陷纠正记录和环节质量的评分评级功能。有自动记录规范知识库应用效果及自适应更新完善的帮助功能。

二、终末病历质量监管

终末病历质量监管包括诊断管理、病案首页管理、出院记录管理、病历质量评级功能。

1. 诊断管理:提供从出院病历中获取诊断及相关信息的功能,包括出院诊断与入院诊断、术后诊断、病理诊断的符合度及三日确诊情况。汇总统计全院和各科室的入院诊断符合率、术后诊断符合率、病理诊断符合率、三日确诊率。直观展现诊断符合情况,提示及报警低于阈值的诊断指标。

2. 病案首页管理:对病案首页进行审查并予报警提示,包括按时提交的提示、项目缺填提示、项目之间逻辑错误提示、项目与病程记录未对应的提示、输血或手术记录与病程记录未对应的提示。提供病案首页信息与医保基金结算清单信息一致性审核功能,包括医保审核规则设置、逻辑检验、完整性检验等。提供汇总统计功能,支持从汇总统计数据钻取缺陷明细的功能。

3. 出院记录管理:对出院记录进行审查并予报警提示,包括按时提交的提示、项目缺填提示、项目之间逻辑错误提示、项目与病程记录未对应的提示、重要诊疗项目未描述的提示、特殊药品使用未描述的提示。有汇总统计功能,有从汇总统计数据钻取缺陷明细的功能。

4. 病历质量评级功能:获取病历轻、中、重缺陷的数量,包括病历缺陷数、诊断缺陷数、治疗缺陷数、手术麻醉缺陷数、抢救缺陷数和院感缺陷数。根据设定的规则对病历质量进行自动评分与分级。有汇总统计功能,有从汇总统计数据钻取缺陷明细的功能。

三、病历归档管理

提供病历归档锁定功能，提供展现各科室、经治医生病历归档的汇总统计情况的功能，有逾期提示报警功能，有汇总统计、排序、对比分析功能，有从汇总数据钻取明细的功能。

第三节　护理行为监管

护理行为监管包括护理操作质量监管、护理安全监管、护理对象监管、护理绩效管理、护理文书质控等功能。

一、护理操作质量监管

提供获取全院、各科室、各护理人员的护理操作信息的功能，提供按规范知识库的规则统计护理操作质量指标的功能，包括住院病人护理操作、门诊病人护理操作、手术病人护理操作、医技病人护理操作质量等指标。按科室和操作人员提供护理质量指标的统计、汇总、分类、排序和逐级钻取功能，提供对比分析功能，提供预警报警提示功能。

二、护理安全监管

提供设定护理高危病人和护理安全事件的功能，有应用规则解析护理高危病人属性和护理安全事件的功能；根据规则评估护理行为的规范遵从度和护理安全风险，提供可选定护理方案及其效果评价的功能；根据规则及时展现全院和各科室护理高危病人（如可能跌倒、可能坠床、难免压疮、插管病人）的情况，展现全院和各科室护理安全事件发生的情况。对重要数值及情况进行提示报警。有汇总统计功能，有从汇总统计数据钻取有关数值及情况明细的功能。

三、护理对象监管

提供设定护理级别条件和设定护理对象属性（发热、输血、手术、介入治疗、输液）的功能，有应用规则解析护理对象属性的功能；根据规则及时展现全院和各科室不同级别护理的人数、特殊对象（发热、输血、手术、介入治疗、输液）的人数，对重要数值进行提示报警。有汇总统计功能，有从汇总统计数据钻取明细的功能。

四、护理绩效管理

提供设定护理绩效指标的功能，有应用规则解析护理绩效指标的功能；根据规则及时展现全院和各科室护理绩效的情况，对重要数值及情况进行提示报警。有汇总统计功能，有从汇总统计数据钻取有关数值及情况明细的功能。

五、护理文书质控

提供对各科室护理文书进行质控监管的功能，包括对体温单、专科监测单、护理记录单、手术及术后护理单、交接班记录和医嘱执行单等护理文书进行环节质控监管的功能，提供按规范知识库的规则进行文书完整性、时限性、逻辑性审核监管功能，提供重要指标的提示报警功能。提供汇总统计、查询、对比分析功能，从汇总统计数据钻取查看明细的功能。

第四节　用药行为监管

一、处方监管

根据《医院处方点评管理规范》要求获取处方信息，提供按规范知识库的规则提取处方评价指标，包括各科室平均每张处方用药品种数、抗菌药使用百分率、注射剂使用百分率、国家基本药物占处方用药的百分率、药品通用名占处方用药的百分率、平均每张处方金额和合理处方百分率等指标，根据规则统计合理处方数、不合理处方数（包括不规范处方数、用药不适宜处方数和超常处方数）等指标，提供指标异常情况的提示报警功能。提供按科室、医师和疾病进行分类、汇总、统计、排序、对比分析的功能，提供从汇总统计数据钻取明细的功能。

二、住院用药监管

提供获取住院用药信息的功能，提供按规范知识库的规则评估用药的规范遵从度和用药的安全风险，提供可选定用药方案及其效果评价的功能；提供按规范知识库的规则提取临床用药指标，包括提取各类药品与病情的关联程度指标，贵重药品、辅助用药、抗肿瘤药物、激素的合规占比、频度及强度等指标，静脉输液使用率、每床日输液量等指标。提供指标异常情况的提示报警功能。提供按科室、医师和疾病进行分类、汇总、统计、对比、排序的功能，提供从汇总统计数据钻取明细的功能。

三、出院带药监管

提供获取出院带药信息的功能，可按规范知识库的规则提取出院带药指标，包括人均带药品种数、人均带药金额、基药占带药金额比例、带药品种数超规定的人数、带药金额超规定的人数、带药数量超规定的人数、带抗菌药的人数和带注射剂的人数等指标，对指标异常情况进行提示报警。提供按科室、医师和疾病进行分类、汇总、统计、对比、排序的功能，提供从汇总统计数据钻取明细的功能。

四、抗菌药物监管

提供获取抗菌药物信息的功能，可按规范知识库的规则提取抗菌药物使用指标，包括抗菌药物使用率与使用强度（DDD），Ⅰ类切口手术抗菌药物预防使用率，介入诊疗抗菌药物预防使用率，特殊使用级抗菌药物的使用率、使用强度，使用前的微生物送检率和使用后的微生物送检率，抗菌药物连续使用大于7天人数及比例等指标；各类抗菌药物的品种、剂型、品规数量及费用等指标。对指标异常情况进行提示报警。提供按科室、医师和疾病进行对分类、汇总、统计、对比、排序的功能，提供从汇总统计数据钻取明细的功能。

五、临床用药负面清单的监管

可按规范知识库的规则定位符合临床用药负面清单对象，提取超范围用药指标，包括不需要输液对象的输液占比等，对指标异常情况进行提示报警。提供按科室、医师和疾病进行分类、汇总、统计、对比、排序的功能，提供从汇总统计数据钻取明细的功能。

第五节　院感监管

一、综合性监管

提供设定院感综合性监测指标功能，有应用规则解析监测指标的功能；根据规则评估及预测院感风险；根据规则及时展现各科室院感监测情况，包括发热人数、可能院感人数、持续发热人数、白细胞增高人数、细菌培养阳性人数、手术切口感染人数等指标。统计计算包括医院感染病例漏报率、血管内导管相关血流感染发病率、呼吸机相关肺炎发病率、导尿管相关泌尿系感染发病率等指标，对重要指标及情况进行提示报警。有汇总统计、排序功能，有从汇总统计数据钻取有关指标明细的功能。

二、目标性监管

提供设定院感目标性监测指标的功能，有应用规则解析监测指标的功能；根据规则评估及预测院感风险；根据规则及时展现各科室院感监测情况，如重症监护病房医院感染监测、新生儿病房医院感染监测、手术部位感染监测、抗菌药物临床应用与细菌耐药性监测等。高危人群、高发感染部位等开展的医院感染及其危险因素的监测，提供按规范知识库的规则提取并自动计算感染途径及医院感染（例次）发病率、日医院感染（例次）发病率、病例（例次）感染发病率、不同危险指数手术部位感染发病率、外科医师感染发病专率、患者（例次）日感染发病率、器械相关感染发病率等指标。对重要指标及情况进行提示报警。有汇总统计、排序功能，有从汇总统计数据钻取有关指标明细的功能。

三、消毒与采样监管

提供设定消毒与采样检测指标的功能，有应用规则解析消毒与采样检测指标的功能；根据规则及时展现各单位环境消毒检测、消毒液检测、采样菌培等情况。对重要情况进行提示报警。有汇总统计、排序功能，有从汇总统计数据钻取有关情况明细的功能。

四、医院感染控制计划执行情况监管

设定医院感染控制计划及计划对应的指标，根据设定条件及规则解析和获取医院感染控制计划的执行情况，对异常情况进行提示报警。展现各单位医院感染控制计划执行情况，有汇总统计、排序功能，有从汇总统计数据钻取异常情况明细的功能。

| 第十二章 |

清廉医院财务监管系统

清廉医院财务监管系统包括监管指标与规则管理、预算监管、资金监管、资产监管、成本监管等功能。清廉医院财务监管系统依照国家《医院会计制度》《医院财务制度》要求对医院财务进行监管，及时发现违规违纪苗头并及时纠正违规违纪行为，以提升医院的社会效益和经济效益。清廉医院财务监管系统为医院领导，各分院、病区负责人，纪检监察和审计等部门监管医院财务工作提供信息技术支撑，提供动态监管、自动监测预警，提供相关统计分析等功能。

第一节　监管指标与规则管理

一、监管指标管理

1.指标维护：定义监管指标，包括指标名称、指标计算方法、数据来源（获取途径、信息数据集名称、信息或字段名称、取值条件等）、结果波动区间、指标结果评判等。提供定义联动指标的功能。

2. 指标修改：提供有权限控制的指标修改功能，提供带条件、带范围、带时间选定要修改的指标，提供单个指标的修改、一批指标的修改、一批指标的某字段的统一修改等功能。有保存修改痕迹的功能，有查询、统计修改情况的功能。

3. 停用删除：提供有权限控制的指标停用或删除功能，提供带条件、带范围、带时间选定要停用删除的指标，提供单个指标的停用删除、一批指标的停用删除等功能。有保存停用删除操作痕迹的功能，有查询、统计停用删除操作记录的功能。

4. 解停启用：提供有权限控制的指标解停启用功能，提供带条件、带范围、带时间选定要解停启用的指标，提供单个指标的解停启用、一批指标的解停启用等功能。有保存解停启用操作痕迹的功能，有查询、统计解停启用操作记录的功能。

二、监管规则管理

1. 规则维护：定义监管规则，包括规则名称、规则适用范围、规则关联的数据或指标的个数、每个数据或指标的获取途径、规则逻辑运算条件、运算结果描述形式、运算结果评判形式等。

2. 规则修改：提供有权限控制的监管规则的修改功能，提供带条件、带范围、带时间选定要修改的监管规则，提供单个监管规则的修改、一批监管规则的修改、一批监管规则的某字段的统一修改等功能。有保存修改痕迹的功能，有查询、统计修改情况的功能。

3. 停用删除：提供有权限控制的监管规则停用或删除功能，提供带条件、带范围、带时间选定要停用删除的监管规则，提供单个规则的停用删除、一批规则的停用删除等功能。有保存停用删除操作痕迹的功能,有查询、统计停用删除操作记录的功能。

4.解停启用:提供有权限控制的监管规则解停启用功能,提供带条件、带范围、带时间选定要解停启用的监管规则,提供单个监管规则的解停启用、一批监管规则的解停启用等功能。有保存解停启用操作痕迹的功能,有查询、统计解停启用操作记录的功能。

第二节　预算监管

预算监管包括预算信息获取,预算监管实施,预算信息查询、统计、分析等功能。

一、预算信息获取

1.业务预算信息获取:获取本年度各分部、分院、各业务科室的业务量预算信息,包括各类业务量的年度预算、季度预算、月度预算信息。提供获取业务活动信息的功能,包括有关业务信息的获取途径、信息数据集名称、信息字段名称、取值范围等。可设置系统实时自动获取的信息,包括定义自动获取信息的途径、信息数据集名称、信息字段名称、取值范围等。提供有权限控制的信息获取途径等参数的查找、修改、删除、停用、启用等变更功能,提供变更痕迹保留、查找统计等功能。

2.收入预算信息获取:获取本年度各分部、分院、各业务科室的收入预算信息,包括总收入、医疗收入、财政拨款收入、科教项目收入、其他收入的年度预算、季度预算、月度预算信息。提供获取收入执行信息的功能,包括实际收入情况的获取途径、信息数据集名称、信息字段名称、取值范围等。可设置系统自动获取的信息,包括定义自动实时获取信息的途径、信息数据集名称、信息字段名称、取值范围等。提供有权限控制的信息获取途径等参数的查找、修改、删除、停用、启用等变更功能,提供变更痕迹保留、查找统计等功能。

3. 支出预算信息获取：获取本年度各分部、分院、各业务科室的支出预算信息，包括总支出、医疗支出、科教项目支出、人员经费、三公经费和其他支出的年度预算、季度预算、月度预算信息。提供获取支出信息的功能，包括实际支出情况的获取途径、信息数据集名称、信息字段名称、取值范围等。可设置系统自动获取的信息，包括定义自动实时获取信息的途径、信息数据集名称、信息字段名称、取值范围等。提供有权限控制的信息获取途径等参数的查找、修改、删除、停用、启用等变更功能，提供变更痕迹保留、查找统计等功能。

4. 项目预算信息获取：获取本年度各分部、分院的项目预算信息，包括科研项目、教学项目、基建项目、通用项目的年度预算概算、季度预算概算、月度预算概算信息。提供获取项目执行信息的功能，包括项目执行情况的获取途径、信息数据集名称、信息字段名称、取值范围等。可设置系统自动获取的信息，包括定义自动实时获取信息的途径、信息数据集名称、信息字段名称、取值范围等。提供有权限控制的信息获取途径等参数的查找、修改、删除、停用、启用等变更功能，提供变更痕迹保留、查找统计等功能。

5. 资金预算信息获取：获取本年度各分部、分院的资金预算信息，包括现金流量、期初货币、资金计划、资金存量、筹资投资的年度预算、季度预算、月度预算信息。提供获取资金发生信息的功能，包括资金发生数额的获取途径、信息数据集名称、信息字段名称、取值范围等。可设置系统自动获取的信息，包括定义自动实时获取信息的途径、信息数据集名称、信息字段名称、取值范围等。提供有权限控制的信息获取途径等参数的查找、修改、删除、停用、启用等变更功能，提供变更痕迹保留、查找统计等功能。

二、预算监管实施

1. 监管设置：设置每类预算监管的指标、参数、阈值，设置每类预算的监管规则，设置监管的起止日期范围和执行周期，设置监管结果的推送对象、推送间隔、停止推送标志，设置监管报告的展现内容、展现形式。提供监管设置的查询、修改、删除、停用、启用等变更功能，提供保留变更痕迹的功能，提供查询变更痕迹的功能。

2. 监管运行：根据设定的条件自动实时启动预算监管，定期定时推送发布监管报告，提供接收监管反馈信息的功能，提供停止推送监管消息的功能。提供带条件、带范围、带时间选定一个或一组监管项目、获取监管报告。提供查询监管运算过程的功能、查询监管报告所关联明细的功能。

三、预算信息查询、统计、分析

1. 查询：提供预算信息、预算执行信息、预算监管指标、预算监管规则、预算监管报告、各类监管的设置、监管报告及反馈信息的查询功能，提供按选定的条件、范围、时间查询一个预算或一类预算的功能，提供按选定的条件、范围、时间查询一个监管指标或一组监管指标的功能，提供一批指标的查询统计汇总功能。有保存查询统计条件、修改查询条件的功能。

2. 统计：产出预算监管统计表，包括各分部、分院、各业务科室的业务预算及执行监管统计表，各分部、分院、各业务科室的收入预算及执行情况统计表，各分部、分院、各业务科室的支出预算及执行情况统计表，各分部、分院的项目预算及执行情况统计表，各分部、分院的资金预算及执行情况统计表。提供按月度、季度产出统计表的功能。

3. 分析：为下列监管专题分析报告提供数据及指标。

（1）变化分析：医院收入变化幅度与近三年收入变化幅度对比情况、变化幅度是否合理。

（2）结构分析：医疗收入结构是否合理。是否优化医院收入结构，逐步降低药品、耗材、检查、化验收入所占比重，提高诊疗费、手术、护理等医疗服务收入所占比重。

（3）支出分析：人员支出预算是否准确、完整反映医院所有人员（包括在职职工、临时聘用人员、离退休人员等）的工资、津补贴、奖金、离退休金等预计发放情况。

（4）管理费分析：管理费用占总体费用的比重是否合理，是否坚持了厉行节约、勤俭办院的方针。

（5）重大项目分析：基本建设、大型设备购置和其他重点项目是否进行了充分论证，是否符合区域卫生健康规划和卫生资源配置规划，是否履行了必要审批程序，资金来源是否合法合规，是否存在违反规定举债建设和融资租赁等情况。

（6）外协分析：对外投资和第三方合作是否进行了充分的可行性论证，是否符合相关规定并履行了必要审批程序。

（7）结余分析：结余资金使用是否合理合规。各级业务主管部门应当对累计可支配医疗盈余不足以弥补亏损的医院和累计可支配医疗盈余滚存较大的医院进行重点监控和分析。

第三节　资金监管

资金监管包括资金信息获取，资金监管实施，资金信息查询、统计、分析等功能。

一、资金信息获取

1.支付信息获取：获取各分部、分院、各部门及业务科室的支付计划信息、支付合同信息、支付流程的实时信息、支付发生额度及支付方式等信息，获取与支付关联的现金和银行存款信息、有关票据信息。提供获取支付信息的功能，包括有关支付信息的获取途径、信息数据集名称、信息字段名称、取值范围等。可设置系统实时自动获取的信息，包括定义自动获取信息的途径、信息数据集名称、信息字段名称、取值范围等。提供有权限控制的信息获取途径等参数的查找、修改、删除、停用、启用等变更功能，提供变更痕迹保留、查找统计等功能。

2. 现金和银行存款信息获取：获取各分部、分院、各部门及业务科室的现金收入信息，获取各分部、分院、各部门现金支取信息，获取银行现金账信息和银行存款余额调节表信息，获取与现金关联的业务收入信息、票据信息。提供获取信息的功能，包括有关信息的获取途径、信息数据集名称、信息字段名称、取值范围等。可设置系统实时自动获取的信息，包括定义自动获取信息的途径、信息数据集名称、信息字段名称、取值范围等。提供有权限控制的信息获取途径等参数的查找、修改、删除、停用、启用等变更功能，提供变更痕迹保留、查找统计等功能。

3. 票据信息获取：获取支票、汇票、税票、非税票、内部结算收据等空白票据的购置、入库、领用、核销等信息，获取与票据关联的收入信息、银行存款信息。提供获取信息的功能，包括有关信息的获取途径、信息数据集名称、信息字段名称、取值范围等。可设置系统实时自动获取的信息，包括定义自动获取信息的途径、信息数据集名称、信息字段名称、取值范围等。提供有权限控制的信息获取途径等参数的查找、修改、删除、停用、启用等变更功能，提供变更痕迹保留、查找统计等功能。

二、资金监管实施

1. 监管设置：设置各类资金监管的指标、参数、阈值，设置各类资金的监管规则，设置监管的起止日期范围和执行周期，设置监管结果的推送对象、推送间隔、停止推送标志，设置监管报告的展现内容、展现形式。提供监管设置的查询、修改、删除、停用、启用等变更功能，提供保留变更痕迹的功能，提供查询变更痕迹的功能。

2. 监管运行：根据设定的条件自动实时启动资金监管，定期定时推送发布监管报告，提供接收监管反馈信息的功能，提供停止推送监管消息的功能。提供带条件、带范围、带时间选定单个或一组监管项目、获取监管报告。提供查询监管运算过程的功能、查询监管报告所关联明细的功能。

三、资金信息查询、统计、分析

1. 查询：提供资金计划信息、资金发生信息、资金监管指标、资金监管规则、资金监管报告、各类监管的设置、监管报告及反馈信息的查询功能，提供按选定的条件、范围、时间查询一类资金的功能，提供按选定的条件、范围、时间查询单个监管指标或一组监管指标的功能，提供一批指标的查询统计汇总功能。有保存查询统计条件、修改查询条件的功能。

2. 统计：产出资金监管统计表，包括各分部、分院、各项目的货币资金支付情况统计表、监管情况统计表；产出现金收入统计表、支取统计表、银行现金账及对账情况统计表，现金及银行账监管统计表；产出各类票据入库、领用、核销情况统计表，票据与现金收入及业务收入关联统计表，票据与现金及银行账关联统计，票据监管统计表。提供按月度、季度产出统计表的功能。提供从统计表向下钻取明细数据、源头数据的功能。

3. 分析：提供货币资金的对比分析功能，包括历史同期对比分析、定基对比分析，分部分院对比分析等；提供结构分析功能，包括各类现金收入构成分析、支付原因构成分析、异动原因构成分析；提供趋势分析功能，包括各类支付趋势分析、现金收入趋势分析等。提供产出直条图、折线图、饼图等形式展现分析结果的功能。提供分析结果打印保存功能、分析条件保存及修改复用功能。

第四节　资产监管

资产监管包括资产信息获取，资产监管实施，资产信息查询、统计、分析等功能。

一、资产信息获取

1. 固定资产信息获取：获取各分部、分院、各部门及业务科室的房屋、建筑、专业设备、一般设备等固定资产信息，获取各类固定资产的添置、使用、维护保养、报废报损、出租、调拨等信息。提供获取固定资产信息的功能，包括有关信息的获取途径、信息数据集名称、信息字段名称、取值范围等。可设置系统实时自动获取的信息，包括定义自动获取信息的途径、信息数据集名称、信息字段名称、取值范围等。提供有权限控制的信息获取途径等参数的查找、修改、删除、停用、启用等变更功能，提供变更痕迹保留、查找统计等功能。

2. 无形资产信息获取：获取各医院及分部、分院、各部门及业务科室的专利、版权、技术、软件、商誉等无形资产信息，获取各类无形资产的新增、管理者、使用、处置、收益、盘存清查等信息。提供获取无形资产信息的功能，包括有关信息的获取途径、信息数据集名称、信息字段名称、取值范围等。可设置系统实时自动获取的信息，包括定义自动获取信息的途径、信息数据集名称、信息字段名称、取值范围等。提供有权限控制的信息获取途径等参数的查找、修改、删除、停用、启用等变更功能，提供变更痕迹保留、查找统计等功能。

二、资产监管实施

1. 监管设置：设置各类资产监管的指标、参数、阈值，设置各类资产的监管规则，设置监管的起止日期范围和执行周期，设置监管结果的推送对象、推送间隔、停止推送标志。设置监管报告的展现内容、展现形式。提供监管设置的查询、修改、删除、停用、启用等变更功能，提供保留变更痕迹的功能，提供查询变更痕迹的功能。

2. 监管运行：根据设定的条件自动实时启动资金监管，定期定时推送发布监管报告，提供接收监管反馈信息的功能，提供停止推送监管消息的功能。提供带条件、带范围、带时间选定单个或一组监管项目获取监管报告的功能。提供查询监管运算过程的功能、查询监管报告所关联明细的功能。

三、资产信息查询、统计、分析

1. 查询：提供资产库存信息、使用信息、增减信息、异动信息、监管指标、监管规则、监管报告、各类监管的设置、监管报告及反馈信息的查询功能，提供按选定的条件、范围、时间查询一类资产的功能，提供按选定的条件、范围、时间查询单个监管指标或一组监管指标的功能，提供一批指标的查询统计汇总功能。有保存查询统计条件、修改查询条件的功能。

2. 统计：产出资产监管统计表，包括医院及各分部、分院的固定资产基本情况统计表、使用情况统计表、异动情况统计表，监管情况统计表；医院及各分部、分院的无形资产基本情况统计表、新增统计表、使用情况统计表、异动情况统计表，收益统计表、监管情况统计表；提供按月度、季度产出统计表的功能。提供从统计表向下钻取明细数据、源头数据的功能。

3. 分析：提供资产对比分析功能，包括历史同期对比分析、定基对比分析、分部分院对比分析等；提供结构分析功能，包括各类资产新增、异动的构成分析、使用效益构成分析、收益构成分析。提供产出直条图、折线图、饼图等形式展现分析结果的功能。提供分析结果打印保存功能、分析条件保存及修改复用功能。

第五节 成本监管

成本监管包括成本信息获取，成本监管实施，成本信息查询、统计、分析等功能。

一、成本信息获取

1. 服务单元成本信息获取：获取各分部、分院、各业务科室的科室成本、诊次成本、床日成本、医疗服务项目成本信息，获取各类服务单元的直接成本信息、间接成本信息、总成本信息。提供获取服务单元成本信息的功能，包括有关信息的获取途径、信息数据集名称、信息字段名称、取值范围等。可设置系统实时自动获取的信息，包括定义自动获取信息的途径、信息数据集名称、信息字段名称、取值范围等。提供有权限控制的信息获取途径等参数的查找、修改、删除、停用、启用等变更功能，提供变更痕迹保留、查找统计等功能。

2. 病种成本信息获取：获取各分部、分院、各业务科室的病种成本、按DRG成本信息，获取各病种的直接成本信息、间接成本信息、总成本信息。提供获取病种成本信息的功能，包括有关信息的获取途径、信息数据集名称、信息字段名称、取值范围等。可设置系统实时自动获取的信息，包括定义自动获取信息的途径、信息数据集名称、信息字段名称、取值范围等。提供有权限控制的信息获取途径等参数的查找、修改、删除、停用、启用等变更功能，提供变更痕迹保留、查找统计等功能。

二、成本监管实施

1.监管设置：设置各类资产监管的指标、参数、阈值，设置各类资产的监管规则，设置监管的起止日期范围和执行周期，设置监管结果的推送对象、推送间隔、停止推送标志。设置监管报告的展现内容、展现形式。提供监管设置的查询、修改、删除、停用、启用等变更功能，提供保留变更痕迹的功能，提供查询变更痕迹的功能。

2.监管运行：根据设定的条件自动实时启动成本监管，定期定时推送发布监管报告，提供接受监管反馈信息的功能，提供停止推送监管消息的功能。提供带条件、带范围、带时间选定单个或一组监管项目获取监管报告。提供查询监管运算过程的功能、查询监管报告所关联明细的功能。

三、成本信息查询、统计、分析

1.查询：提供科室成本信息、诊次成本信息、床日成本信息、服务项目成本信息、病种成本、DRG 成本信息、成本异动信息、监管指标、监管规则、监管报告、各类监管的设置、监管报告及反馈信息的查询功能，提供按选定的条件、范围、时间查询某一成本的功能，提供按选定的条件、范围、时间查询单个监管指标或一组监管指标的功能，提供一批指标的查询统计汇总功能。有保存查询统计条件、修改查询条件的功能。

2.统计：生成科室成本报表、诊次成本报表、床日成本报表、病种成本报表、DRG 成本报表等。医院成本报表集目录及医院医疗服务项目成本汇总表见本章资料摘编。

3.分析：为以下成本分析提供算法支持和数据支持。

（1）按照分析目的和要求不同,可分为全面分析、局部分析、专题分析等。

（2）按照指标比较方法不同，可分为比较分析法、结构分析法、趋势分析法、因素分析法等。

（3）本量利分析：医院通过对保本点的研究分析，确定医疗服务正常开展所达到的保本点业务量和保本收入总额，反映出业务量与成本之间的变动关系。

表 12-1　医院成本报表目录

序号	编号	报表名称	报表类型
1		科室成本报表	
1-1	科室 01 表	医院科室直接成本表（医疗成本）	对外报表
1-2	科室 02 表	医院科室直接成本表（医疗全成本和医院全成本）	对内报表
1-3	科室 03 表	医院临床服务类科室全成本表（医疗成本）	对外报表
1-4	科室 04 表	医院临床服务类科室全成本表（医疗全成本和医院全成本）	对内报表
1-5	科室 05 表	医院临床服务类科室全成本构成分析表	对外报表
1-6	科室 06 表	医院科室成本分摊汇总表	对内报表
2		诊次成本报表	
2-1	诊次 01 表	医院诊次成本构成表	对内报表
2-2	诊次 02 表	医院科室诊次成本表	对内报表
3		床日成本报表	
3-1	床日 01 表	医院床日成本构成表	对内报表
3-2	床日 02 表	医院科室床日成本表	对内报表
4		医疗服务项目成本报表	
4-1	项目 01 表	医院医疗服务项目成本汇总表	对内报表
4-2	项目 02 表	医院医疗服务项目成本明细表	对内报表
5		病种成本报表	
5-1	病种 01 表	医院病种成本明细表	对内报表
5-2	病种 02 表	医院病种成本构成明细表	对内报表
5-3	病种 03 表	医院服务单元病种成本构成明细表	对内报表
6		DRG 成本报表	
6-1	DRG 01 表	医院 DRG 成本明细表	对内报表
6-2	DRG 02 表	医院 DRG 成本构成明细表	对内报表
6-3	DRG 03 表	医院服务单元 DRG 成本构成明细表	对内报表

资料摘编：医院成本报表集。

表 12-2　医院医疗服务项目成本汇总表

编制单位：　　　　　　　　　　　　　　　　　　　年　　月　单位：元

项目类别	医疗成本	医疗全成本	医院全成本
一、综合医疗服务			
其中：床位类			
诊察类			
护理类			
监护类			
二、病理学诊断			
三、实验室诊断			
（一）临床血液学检验			
（二）临床体液检验			
（三）临床化学检验			
（四）临床免疫学检验			
（五）临床微生物与寄生虫学检验			
（六）临床分子生物学及细胞遗传学检验			
四、影像学诊断			
（一）X 线检查			
（二）X 线计算机体层检查			
（三）磁共振检查			
（四）超声诊断			
（五）核医学诊断			
（六）其他成像检查			
五、临床诊断			
（一）神经系统			
（二）内分泌系统			
（三）眼部			
（四）耳部			
（五）鼻咽喉			
（六）口腔			
（七）呼吸系统			

（续表）

项目类别	医疗成本	医疗全成本	医院全成本
（八）循环系统			
（九）造血及淋巴系统			
（十）消化系统			
（十一）泌尿系统			
（十二）男性生殖系统			
（十三）女性生殖系统			
（十四）孕产			
（十五）肌肉骨骼系统			
（十六）体被系统			
（十七）精神心理			
六、临床手术治疗			
（一）麻醉			
（二）神经系统			
（三）内分泌系统			
（四）眼部			
（五）耳部			
（六）鼻咽喉			
（七）口腔颌面			
（八）呼吸系统			
（九）循环系统			
（十）造血及淋巴系统			
（十一）消化系统			
（十二）泌尿系统			
（十三）男性生殖系统			
（十四）女性生殖系统			
（十五）孕产			
（十六）肌肉骨骼系统			
（十七）体被系统			

（续表）

项目类别	医疗成本	医疗全成本	医院全成本
七、临床非手术治疗			
（一）神经系统			
（二）内分泌系统			
（三）眼部			
（四）耳部			
（五）鼻咽喉			
（六）口腔			
（七）呼吸系统			
（八）循环系统			
（九）造血及淋巴系统			
（十）消化系统			
（十一）泌尿系统			
（十二）男性生殖系统			
（十三）女性生殖系统			
（十四）孕产			
（十五）肌肉骨骼系统			
（十六）体被系统			
（十七）精神心理			
八、临床物理治疗			
（一）放射治疗			
（二）放射性核素治疗			
（三）聚焦超声治疗			
（四）热疗			
（五）理疗			
九、康复医疗			
十、中医医疗服务			
（一）中医诊断			
（二）中医治疗			
（三）中医综合			
总计			

参考资料：《关于印发公立医院成本核算规范的通知》（国卫财务发〔2021〕4号）。

|第十三章|

清廉医院审计监管系统

清廉医院审计监管系统通过全流程信息化智能审计管理，实现审计工作质效双升，落实"科技强审"，助力医院审计工作向智能化跃进。建立从审计计划、审计实施、审计报告、审计整改到项目归档的作业全流程闭环管理。通过平台进行审计工作计划的制定，系统根据计划将审计作业任务进行自动定向下发后进入审计作业管理系统，能够帮助医院审计人员解决线下手工审计的问题，实现线上完成审计作业全过程，对过程控制、文书模板、输出成果完成统一管理。将审计方法固化为模型，构建审计模型库，融合医院财务、采购、招标等多元数据，通过模型对数据进行精准全天候的自动审计分析，及时发现日常管理过程中可能存在的问题，并进行在线疑点分析及稽核，有效监督内控制度的运作，形成全维度长效审计监管机制。充分发挥大数据＋人工智能技术在审计工作中的作用，提高审计工作效率与质量。

另外，为了帮助审计人员更方便、更深入地利用好审计档案这一资源，审计档案知识库支持对所有非结构化的审计档案进行数据提取、数据治理、知识构建，从问题输入、查询建设、数据挖掘利用各个方面帮助审计人员更好地利用审计档案中蕴藏的巨大价值。

平台内置提供最新的各级审计制度法规文件，并结合医院日常法规文件自主更新维护，打造医院自用的法规政策库。结合系统自带的法规库、法规依据库和审计案例库智能搜索功能，为审计作业管理系统、智能审计分析系统和审计档案知识库提供法律法规依据和法律法规参考。清廉医院审计监管系统主要包括：审计作业管理、智能审计分析、审计法规库管理等功能。

第一节　审计作业管理

一、审计计划

可创建审计计划，设定计划名称、被审计单位、实施方式、审计类型、实施时间、负责人及审计组成员等。可对审计计划进行统一管理，支持计划的复制新增、开启、停止、删除等操作。审计计划创建启动后，针对计划自动形成审计通知书，可在线发送给被审计单位负责人，也可打印出来通过纸质通知发送给对应人员。

二、审计工作底稿

1. 模板管理：可根据不同审计类型自定义设定审计工作常用的底稿模板，统一对所有模板进行新增、修改及删除，可在线对模板内的文字内容、格式进行编辑调整。

2. 在线编辑：根据审计内容选取不同的审计工作底稿模板进行编辑，在线调取对应模板进行内容的编辑及布局调整，支持审计工作底稿的保存定稿，定稿后可将审计报告在线发送给指定人员，也可在线打印出纸质工作报告。

三、审计整改

提供审计整改反馈功能，用户接收到审计报告后可在对应的审计整改情况反馈的区域内填写审计报告所反映问题的整改情况及措施。支持阶段性反馈及完成反馈，阶段性反馈可重复不限次数信息填写及提交，提交后审计项目组可以及时通过系统查看到审计反馈信息；完成反馈为最终反馈，反馈提交后将不能再次反馈。整改反馈信息支持文字、文件及影印件的录入上传。

四、审计项目归档管理

审计项目执行完成后，系统将相关信息汇总归档创建项目档案，并进行项目档案编号。可按照多种筛查条件实现快速检索、统计。实现按照项目编号、名称、时间、类型、被审计单位不同维度进行检索。支持根据工作开展需求进行项目信息查阅权限的设置，各管理人员可查阅权限范围的项目信息。并支持对审计项目信息表的导出及打印。

五、审计进度监控

提供审计进度监控功能，通过各项目执行进度条直观掌握项目的进度，项目进度分为开始、审计计划编制、下发审计通知书、审计工作底稿、报告下发、审计整改、项目归档等阶段。点击对应的审计项目进度条，可跳转查看到项目的具体信息，包括项目名称、被审计单位、实施方式、开始时间、结束时间、审计组成员等信息。

第二节 智能审计分析

一、审计数据中心

获取医院干部选拔、人才引进、招聘、基建、修缮工程方面的数据，获取仪器设备、药品、器械、耗材、物资招标采购的数据，获取重点部门、重点环节、党员干部纪检监督的数据；通过数据采集工具，实现对业务数据的采集、转换操作，经过数据清洗、数据集成、数据变换、数据规约等一系列预处理过程，把数据集合统一转换成可供分析的结构化数据。支持多数据源，包括数据库（如 Oracle、SQL Server、My SQL 等主流关系型数据库）、数据仓库以及大数据平台等。

二、模型管理

通过数据模型对各类业务信息进行主题分析，及时审计出工作过程中可能存在的问题风险。模型管理支持对数据审计模型进行定义及维护，可设置模型的运行周期、分析逻辑、显示内容、预警阈值、预警通知方式、处置部门及人员预警处置方式等属性。系统将按照模型设置的规则自动业务数据进行挖掘分析，及时发现业务办理过程中存在的问题及风险。

1. 基础信息设置：可定义模型基本信息，包括名称、所属类型（财务、采购、招标、预算、医疗业务等）。可对模型进行新增、删除，还可对模型的运行启停状态进行维护。

2. 运行周期：对模型运行时间规则进行设定。可设置成实时运行、定时运行及周期运行等类型，定时运行可定义到每年几月、几日、几时、几分，并支持运行开始及结束日期的设置。

3. 预警等级：后台管理支持模型等级配置，根据风险的发生频次及严重程度对不同的风险类型进行风险等级的设定，三级预警只进行提醒，二级预警需接收人进行在线处置反馈，一级预警则需接收人在在线处置反馈后由监管人员进行审核。

4. SQL 模型编辑：支持通过图形化的工具界面对审计所用的 SQL 等语句进行编辑维护，支持常用语句函数的选择或直接拖拽，从而简单快速形成所要分析语句。还可以对分析语句关键内容字段进行阈值条件设置，分析发现的数据超出阈值条件即可进行预警。支持对模型规则进行说明定义，方便后续维护过程中对模型进行理解。

5. 显示内容定义：可对分析查询出的内容展示进行设置，可设置显示哪些字段、字段显示名称、类型及字段列宽度等，并可对结果数据设置重复过滤条件。

6. 预警通知管理：支持手机短信、邮件等方式进行预警消息的通知，通知对象可按照部门、岗位、角色、人员进行设定，也可通过分析语句内的人员字段进行设定，并支持对通知信息的模板进行自定义。

三、预警处置管理

用户接到预警提示后，可查看预警详细信息，并提供预警信息溯源的功能，用户点击进入可看到预警的具体详情信息，通过数据的查看完成对预警信息的审查。完成对问题或风险的整改处置后，可在线进行处置结果信息的反馈，反馈内容还可自行维护常用文字模板。

四、超时未处置监控

可对各模型预警的处置时限进行设定，超出时限未完成的情况，系统将自动发送信息或者邮件对处置负责人进行提醒督办，监管人员也可以通过报表及时查询到各模型超时未处置的情况。

五、预警处置监控

可对平台各模型预警情况、处置情况、处置率及相关详情进行监控查看。可查看预警模型名称、类型、预警数量、已处置数量、未处置数量、待审核数量、处置率及预警模型说明，点击报表中对应的数量信息可跳转查看具体的预警详情信息。

六、运行日志监控

对每个模型执行的时间、执行所耗时长、产生的数据数量条数及下次预计运行时间进行查看。

第三节　审计法规库管理

一、法规库维护管理

法规库维护管理可对内置或已添加的法规政策进行管理，当国家和相关部门出台新的法规政策时，系统维护人员可利用该模块向法规库增添相应的文件信息。

1. 新增法规：当国家和相关部门出台新的审计相关法律、规章、政策文件后，维护人员通过新增法规功能增添法规，支持通过 Word、PDF 格式进行政策法规文件的上传，并可定义文件的文件所属分类、效力级别、发布单位、发文字号、发布日期、实施日期等信息。操作完新增法规文件模块后，法规文件处于待审核状态。此时的法规只对审核人员和新增人员可见，待审核通过后方在网站上进行发布。通过新增法规模块的功能还可以实现重复法规的屏蔽功能，在新增过程中向数据库查询该条法规是否已存在，若存在，则不允许新增。

2.预览：预览实现新增法规的浏览功能。法规新增成功后，新增法规页面会关闭。同时新增法规界面中会刷新出该用户新增成功且待审核的法规，通过选中相应的法规文件点击预览，可以看到网站显示该条法规的效果。

3.编辑：新增法规成功后。处于待审核状态下的法规若要修改，该条法规的编写人员可通过该模块进行编辑保存工作。保存后的法规依然处于待审核状态。编辑法规界面和新增法规界面一样，完全可以当作是重新发布一次法规。编辑后将从后台对此条法规全部进行替换。

4.删除：新增法规成功后，若不想发布此条法规，在新增法规为待审核状态下，都可以由该条法规的编写人员进行删除，删除后法规将直接从数据库中物理删除。

二、智能检索

支持对平台内的法规库资料信息及审计项目信息进行智能检索，快速找到所需资料信息，为共性审计事项的查证提供重要支持与法规参考，也可为审计底稿编制时直接调用查询的法规政策信息作为问题定性的依据。系统主要提供以下检索方式：

1.全库检索：首页支持全库检索，用户通过输入关键词可检索获取所有模块中对应的数据。

2.标题检索：首页及各个模块均支持标题检索，用户在检索框中输入检索关键词并选择"标题"检索，即可检索出标题中含有检索关键词的内容。

3.全文检索：首页及各个模块均支持全文检索，用户在检索框中输入检索关键词并选择"全文"检索，即可检索出全文中含有检索关键词的内容。

4.发文字号检索：首页及各个模块均支持发文字号检索，用户在检索框中输入发文字号并选择"发文字号"检索，即可检索出发文字号中含有检索关键词的内容。

5.精确、模糊检索：支持关键词精确及模糊检索。精确检索是完全匹配的检索模式，准确、严格按照输入关键词逻辑、位置关系检索。系统默认为精确检索。模糊检索，对用户输入的关键词进行分词处理，忽略词之间的位置关系进行简单的逻辑运算，检索命中范围广。

6.结果中检索：支持关键词结果中检索。在上一次检索获得结果基础上，再进行一次关键词检索，进而进行结果筛选。

三、统计分析

提供法规库信息统计界面，可按照效力级别、法规类别及发布年度，利用折线图、饼状图等图形方式进行数量及分布的统计，点击对应的图形可检索查出范围内的法规信息，还可查看具体法规详情。

| 第十四章 |

清廉医院医保监管系统

清廉医院医保监管系统为医院 / 医疗集团的领导、医院医保办、医院财务部门、医院各业务科室提供医保监管的信息技术支撑；为执行医保政策，合理检查、合理治疗、合理用药及控制医疗费用的不合理增长提供信息技术支撑；为医保费用的监控及防范骗保提供信息技术支撑。清廉医院医保监管系统包括监管工具管理、医院 / 医疗集团内的监管、就医对象的监管、行医行为监管、就医行为监管、医疗费用稽查、综合监测分析等应用。

第一节　监管工具管理

监管工具管理包括分组分类工具管理、标化工具管理、规则库和知识库管理等功能。

一、分组分类工具管理

（一）DRG

1. 分组信息维护：受权限管控维护分组所需要信息的编码、名称、类型、阈值、分值、权重、医保属性（城镇职工医保、城镇居民医保）、基础病组（是、否）、医院级别［三级（省部级）、二级、一级］等属性，保留维护痕迹，提供痕迹查询功能。

2.获取待分组数据：获取待分组数据，产出符合规范的数据集、文档、文本等。有待分组数据的查错审核功能。

3.获取或接收分组结果：可直接调用分组规则获取分组结果；或推送待分组数据集、文档、文本等，接收分组结果。

（二）病种分值付费分组（diagnosis-intervention packet，DIP）

1.历史数据归集：根据规范完成历史数据的归集，有数据查错审核功能。

2.获取目录库：推送历史数据，接收分组目录库。

3.获取待分组数据：获取待分组数据，产出符合规范的数据集、文档、文本等。有待分组数据的查错审核功能。

4.获取分组结果：直接调用目录库及分组规则获取分组结果。

（三）医院疾病分组

1.维护分组规则：根据《国家卫生健康统计调查制度》中的"医院疾病名称目录"的规定、维护分组规则。保留维护痕迹，提供痕迹查询功能。"医院疾病名称目录"见表14-3。

2.获取待分组数据：获取待分组数据，产出符合医院疾病分组规范的数据集。有待分组数据的查错审核功能。

3.获取分组结果：调用分组规则、产出"医院疾病分组统计表"。

（四）药品分类

1.药品归类：受权限管控维护药品归类属性，有多个分类编码体系的相互对应功能，包括国家医保药品编码、药品采购使用管理分类代码与标识码（YPID）、国家药品编码本位码等编码相互对应。保留维护痕迹，提供痕迹查询功能。

2. 别名维护：受权限管控添加药品别名、商品名，有自动提取别名、自动匹配通用名的功能。保留维护痕迹，提供痕迹查询功能。

3. 获取分类结果：调用药品字典、别名表、使用清单等生成药品分类结果表，包括各类药品的标化用量、标化费用等指标。

（五）医疗服务分类

1. 服务归类：受权限管控维护医疗服务项目归类属性，按国家有关规范分为诊断、治疗两大部分，诊断归为一般服务、影像、检查、检验及人体各系统的检查共19类；治疗归为一般治疗、介入治疗、中医治疗、麻醉及人体各系统的治疗共19类。有多个分类编码体系的相互对应功能。保留归类痕迹，提供痕迹查询功能。

2. 套餐解析：维护套餐组合表，提供根据套餐组合表将服务套餐拆解为多个单一服务项目和耗材的功能。保留维护痕迹，提供痕迹查询功能。

3. 获取分类结果：调用医疗服务项目字典、套餐组合表、服务清单等生成医疗服务分类表，包括各类服务的标化频次、标化费用等指标。

（六）医用耗材分类

1. 耗材归类：受权限管控维护医用耗材归类属性，有多个分类编码体系的相互对应功能。保留维护痕迹，提供痕迹查询功能。

2. 别名维护：受权限管控添加医用耗材别名、商品名，有自动提取别名、自动匹配通用名的功能。保留维护痕迹，提供痕迹查询功能。

3. 获取分类结果：调用医用耗材字典、耗材别名表、耗材清单等生成医用耗材分类表，包括各类耗材的标化数量、标化费用等指标。

（七）综合分类

1. 综合分类图谱：采集既往资料，计算每个病例的各类物品（药品、服务、耗材等）的标化使用量，按病例分组汇总各组病例各类物品平均使用量、偏离系数，建立综合分类的多维谱图。同时，可以设置罕见病例的排除标准，对非常规诊疗的病例进行排除后再进行多维分析、计算，使结果更为客观。

2. 获取分类结果：调用综合分类图谱，对单个病例或批量病例的标化药品、服务和耗材清单进行分类比对，产出包括分类属性、正偏离比例、负偏离比例等指标的分类结果表。

二、标化工具管理

（一）药品标化工具

1. 费用标化：以选定年度日期的药品单价为基线，对其他年度的药品价格进行标化，产出各年度药品的标化费用表。

2. 限定日剂量（DDD）标化：通过建立药品限定日剂量表，将药品清单中各药品的用量换算为 n 个限定日剂量，产出带有"限定日剂量数"指标的药品清单。

3. 实际日剂量（prescribed daily dose，PDD）标化："处方日剂量"的标化。汇总药品处方，获取各药品、各处方的日用剂量，取各药品的日用剂量的"众数"作为该药品的"实际日剂量"。将药品清单中各药品的用量换算为 n 个实际日剂量，产出带有"实际日剂量数"指标的药品清单。

（二）医疗服务项目标化工具

1. 服务项目归集：依"三点四分"法将服务项目归集为小项目、中项目、大项目、超大项目。提供的"三点四分"功能是将每类项目按基线年度时间的收费从低至高排序，获取 25%、50%、75% 位数三个点的费用值，以此三个值将该类全部服务项目归集为小项目、中项目、大项目、超大项目，并建立服务项目归集表。

2. 服务项目标化：通过建立的服务项目归集表，将服务项目清单中各项目换算为某类的小项目、中项目、大项目、超大项目，产出各服务类别的小项目频次数、中项目频次数、大项目频次数、超大项目频次数的汇总表。

（三）医用耗材标化工具

1. 医用耗材归集：依"三点四分"法将医用耗材归集为低值、中值、高值、超高值。提供的"三点四分"功能是将每类医用耗材按基线年度时间的收费从低至高排序，获取 25％、50％、75％位数三个点的费用值，以此三个值将该类全部医用耗材归集为低值耗材、中值耗材、高值耗材、超高值耗材，并建立医用耗材归集表。

2. 医用耗材标化：通过建立的医用耗材归集表，将医用耗材清单中各个耗材换算为某类的低值耗材、中值耗材、高值耗材、超高值耗材，产出各类别的低值耗材数、中值耗材数、高值耗材数、超高值耗材数的汇总表。

（四）临床路径标化工具

1. 临床路径服务包提取：建立各病种临床路径的服务规范表，将必须提供的诊疗内容中所涉及的药品与服务项目提出并解析为若干个药品类、医疗服务类项目，建立该病种的服务包。提供服务项目提取、服务项目解析功能。

2. 临床路径服务比对：通过建立的病种服务包，比对已入径病例给予的各类诊疗服务，产出服务偏离表、计算正负偏离度。提供个案或批量比对功能，统计汇总功能。

三、规则库和知识库管理

知识库是医疗保障基金智能审核和监控所需知识和依据的集合。规则库是基于知识库判断监管对象相关行为合法合规合理性的逻辑、参数指标、参考阈值以及判断等级等的集合。

1.知识库建设：提供知识库构建功能，包括构建临床路径知识库、合理用药知识库、检查检验适应范围知识库、特殊治疗管理知识库、手术及介入治疗管理知识库、抗菌药物应用知识库、特殊药品管理等知识库。提供知识库更新功能、运营维护功能。有知识库调用管理及加密保密功能。

2.规则库建设：提供规则库构建功能，包括资质及岗位规则库、医保待遇规则库、医保药品管控规则库、医保服务项目管控规则库、医保耗材管控规则库、医保考核指标规则库、既往审核拒付规则库等。提供规则库更新功能、运营维护功能。有规则库调用管理及加密保密功能。可根据国务院办公厅《关于进一步深化基本医疗保险支付方式改革的指导意见》（国办发〔2017〕55号）提出的"坚持分组公开、分组逻辑公开、基础费率公开"的要求，构建疾病分组规则知识库。

第二节　医院/医疗集团内的监管

医院/医疗集团内的监管包括服务效益监管、费用监管、疾病分组监管等功能。

一、服务效益监管

（一）指标管理

1.住院服务效益指标管理：设定住院服务效益指标，提供应用规则解析指标的功能；根据规则及时展现全院和各科室开放床位、病床周转率、出院人数、人均住院日、手术人次、介入治疗人次、死亡人数、疑难危重型病例数、实施重症监护人数、实施临床路径人数、疾病分组及病种的人数和构成比例、住院患者出院当天再住院率、住院患者出院 2 ～ 7 天内再住院率、住院患者出院 8 ～ 15 天内再住院率、住院患者出院 16 ～ 31 天内再住院率、重点病种患者出院 31 天内再住院率、重点手术患者出院 31 天内再住院率等指标。

2. 门诊服务效益指标管理：门诊诊疗服务包括医疗机构和其他机构开展的服务。可设定服务效益指标，有应用规则解析指标的功能；根据规则及时展现各机构服务人次、一般服务人次、门急诊人次、门特人次、预约诊疗人次、留观人次、体检人次、抢救人次、死亡人数、当日复诊人数、隔日复诊人数、三日复诊人数等指标。

（二）监管分析

提供自动监管分析功能，对服务机构的服务效率的升降、高低给出综合的定量和定性评价。自动进行定基对比分析、环基对比分析、标化对比分析、计划对比分析、不同服务机构间的对比分析等。提供异常指标的展示和向下钻取的功能。

（三）监管预警

提供重要指标的实时提示和预警功能，提供记录对监管预警的确认功能。

（四）综合评价

提供服务效益综合评价功能，根据各类指标及各指标的权重，计算指定时间段内服务效益综合指标指数、服务效益趋势（提升、持平、降低），管理部门通过综合指标指数和服务效益趋势，对机构的服务行为给予客观公正的评价。

（五）统计查询

提供监管信息的统计汇总和查询功能。

二、费用监管

（一）费用指标管理

1. 住院费用指标管理：可设定住院费用指标，提供应用规则解析指标的功能；根据规则及时展现全院和各科室在院病人、出院病人、不同病种的出院病人、按疾病分组的出院病人、医保病人的费用指标，包括当日 / 昨日 / 上周 / 上月 / 本年度的人均费用、人均住院日、日均费用以及费用构成情况，包括检查、治疗、材料、药品、抗菌药品、国家基药、贵重药品、特殊诊疗占费用的比例、医保支付项目占费用比例、自付费用比例，包括各类药品的占费比例、各类医疗服务项目占费比例等。

2. 门诊费用指标管理：门诊服务包括医疗机构和其他机构开展的服务。可设定服务费用指标，有应用规则解析指标的功能；根据规则及时展现包括各机构普通门诊、急诊、特病门诊、不同病种病人、医保病人的门诊费用指标，包括当日 / 昨日 / 上周 / 上月 / 本年度的次均费用、次均处方数、每处方平均费用、大处方数及大处方比例以及费用构成情况，包括检查、治疗、材料、药品、抗菌药品、国家基药占费用的比例、医保支付项目占费用比例等指标。

（二）监管分析

提供自动监管分析功能，对服务机构的费用升降、高低给出综合的定量和定性评价。自动分析包括定基对比分析、环基对比分析、标化对比分析、预算对比分析、不同服务机构间的对比分析，提供费用结构谱、相同病种的费用标化结构谱分析。提供异常指标的展示和向下钻取的功能。

（三）监管预警

提供重要指标的实时提示和预警功能，提供记录对监管预警的确认功能。

（四）综合评价

提供医疗费用综合评价功能，根据各类指标及各指标的权重，计算指定时间段内医疗费用综合指标指数、费用管控趋势（提升、持平、降低），管理部门通过综合指标指数和服务效益趋势，对各医疗机构的费用控制情况给予客观公正的评价。

（五）统计查询

提供监管信息的统计汇总和查询功能。

三、疾病分组监管

（一）DRG/DIP 监管

1. 指标统计：获取有关监管指标，包括且不限于收治病例覆盖 DRG 组数、入组率、病种权重结构、患者疾病程度比例、病例组合指数值（CMI 值）、CMI 偏离度、时间消耗指数、资源消耗指数、低风险组死亡率、7 天内返住率、平均住院日等指标。提供按分院、按病区、按科室统计汇总功能。提供提供指标钻取明细数据的功能。提供监管指标的预警报警功能。

2. 查询分析：提供查询既往病例的分组补偿情况、查询既往某时间段某单元各指标值。提供与选定时间段的指标对比分析，包括横向对比、纵向对比、趋势对比等。

3. 监管展现：提供表格、图形、图像、动画等形式展现统计指标和查询分析结果。

（二）医院疾病分组的监管

1. 指标统计：获取病案首页信息产出监管指标，包括且不限于各疾病组人数、住院日、平均住院日，总费用、平均费用、标化费用，药品、医疗服务、耗材的费用，标化药品用量、标化医疗服务频次、标化耗材数量等指标。提供按分院、按病区、按科室统计汇总功能。提供指标钻取明细数据的功能。提供监管指标的预警报警功能。

2. 查询分析：提供查询既往医院疾病分组的补偿情况、查询既往某时间段某单元各指标值。提供与选定时间段的指标对比分析，包括横向对比、纵向对比、趋势对比等。

3. 监管展现：提供表格、图形、图像、动画等形式展现统计指标和查询分析结果。

第三节　就医对象的监管

就医对象的监管包括就医对象的服务利用监管、就医对象的费用监管、就医对象的规则监管等功能。

一、就医对象的服务利用监管

1. 服务利用指标管理：可设定服务利用指标，提供应用规则解析指标的功能；根据规则及时展现不同服务机构、不同病种病人、不同疾病分组病人的服务利用情况的指标，包括各类检查化验项目频次、各类治疗处置频次、各类药品强度及标化数量、各类医用材料数量、围手术期诊断治疗项目频次、各类病种（临床路径）服务包应用偏离度等指标。

2. 监管分析：提供自动监管分析功能，对参保对象的服务过度或服务不足给出综合的定量和定性评价。自动分析包括回顾性对比分析、服务包（临床路径服务包）对比分析、不同服务机构间的对比分析，提供医疗服务项目结构谱、药品类别结构谱及相同病种的标化服务结构谱分析。提供异常指标的展示和向下钻取的功能。

3. 监管预警：提供重要指标的实时提示和预警功能，提供记录对监管预警的确认功能。

4.服务利用综合评价：提供服务利用综合评价功能，根据各项服务利用指标及指标权重，计算每个就医对象的服务利用度，应用服务利用度定量评价服务不足或服务过度。

5.统计查询：提供监管信息的统计汇总和查询功能。

二、就医对象的费用监管

1.费用指标管理：可设定费用管理指标，提供应用规则解析指标的功能；根据规则及时展现不同服务机构、不同病种病人、不同疾病分组病人的费用情况的指标，包括各类检查化验费及占比、各类治疗处置费及占比、各类药品费及占比、各类医用材料费及占比、围手术期费用及占比、各类病种（临床路径）费用等指标。

2.监管分析：提供自动监管分析功能，对参保对象的费用合理程度给出综合的定量和定性评价。通过大数据挖掘等方法进行自动分析，包括费用的回顾性对比分析、服务包（临床路径服务包）费用对比分析、不同服务机构间的费用对比分析，提供同类病种费用结构偏离拟合分析，提供医疗服务项目费用结构谱、药品类别费用结构谱及相同病种的标化费用结构谱分析。提供异常指标的展示和向下钻取的功能。

3.监管预警：提供重要指标的实时提示和预警功能，提供记录对监管预警的确认功能。

4.费用综合评价：提供医疗费用综合评价功能，根据各类指标及各指标的权重对就医对象的费用进行综合的合理性评价，包括费用支付不足和支付过度的绝对值和比例。管理部门应用每个就医对象的费用综合评价结果对经治医师、诊疗科室和医疗机构的费用管控情况进行定量评价。

5.统计查询：提供监管信息的统计汇总和查询功能。

三、就医对象的规则监管

（一）规则管理

1.政策规则：提供药品目录、诊疗项目目录、服务设施目录及目录使用规则的管理功能，可定义目录对应的品种限制、类型限制、机构级别限制、科室限制、医师级别限制、病种限制、病情限制、待遇限制、年龄性别限制等规则。及时展现所选参保对象政策规则的严重违规、违规、可疑违规的违规清单。提供违规清单的统计汇总功能。

2.临床规则：提供药品使用规则知识库、检查适应规则知识库、治疗适应规则知识库，提供规则知识库的维护功能。及时展现所选参保对象临床规则的严重违规、违规、可疑违规的违规清单。提供违规清单的统计汇总功能。

3.统计指标规则：提供统计指标规则库，提供指标解析功能，提供指标阈值的维护功能。根据指标及时展现所选参保对象统计指标的严重违规、违规、可疑违规的清单。提供清单的统计汇总功能。

（二）监管分析

提供自动监管分析功能，对参保对象的违规程度给出综合的定量和定性评价。自动统计违规程度，计算严重违规、违规、可疑违规所关联的费用及违规费用占总费用的比例。提供异常指标的展示和向下钻取的功能。

（三）监管预警

提供重要规则的实时提示和预警功能，提供记录对监管预警的确认功能。

（四）综合分析

提供规则综合评价功能，根据各项规则及各规则的权重，计算每个就医对象的违规程度和违规费用。管理部门应用每个就医对象的综合评价结果对经治医师、诊疗科室和医疗机构的规则遵循情况进行定量评价。

（五）统计查询

提供监管信息的统计汇总和查询功能。

第四节　行医行为监管

行医行为监管包括行医行为的指标管理、行医行为监管分析、行医行为分组监管、行医行为的监管预警、行医行为的统计查询等功能。

一、行医行为的指标管理

1.服务指标管理：展示各经治医师不同病种病人的服务指标，包括服务效益指标、服务利用指标和各类病种（临床路径）服务包应用偏离度等指标。

2.费用指标管理：展示各经治医师不同病种病人、不同疾病分组病人的费用指标，包括总费用、床日费用、次均费用，各类检查化验费及占比、各类治疗处置费及占比、各类药品费及占比、各类医用材料费及占比、围手术期费用及占比、各类病种（临床路径）费用等指标。

3.规则指标管理：展示各经治医师不同病种病人的各类规则的违规程度，严重违规、违规、可疑违规关联的费用及违规费用占总费用的比例。

二、行医行为监管分析

1.服务行为监管分析：对医师所提供服务的合理性给出综合的定量和定性评价。提供事前、事中和事后的监控提示功能，提供异常指标的展示和向下钻取的功能。

2.费用监管分析：对医师诊疗中的违规行为给出综合的定量和定性评

159

价。提供事前、事中和事后的监控提示功能，提供异常指标的展示和向下钻取的功能。

3. 规则监管分析：对诊疗费用的水平给出综合的定量和定性评价。提供事前、事中和事后的监控提示功能，提供异常指标的展示和向下钻取的功能。

三、行医行为分组监管

1. 指标管理：产出各经治医师病人的 DRG/DIP/ 医院疾病分组等方案的各类指标，提供指标查询功能。

2. 查询分析：提供查询某经治医师既往 DRG/DIP/ 医院疾病分组的补偿情况、查询既往某时间段某单元各指标值。提供与选定时间段的指标对比分析。

四、行医行为的监管预警

提供重要指标及规则的提示和预警功能，提供记录对预警的确认功能。

五、行医行为的统计查询

提供监管信息的统计汇总和查询功能。

第五节　就医行为监管

就医行为监管包括病人门诊就诊监管、病人住院行为监管、参保病人就医行为综合评价等功能。

一、病人门诊就诊监管

提供设定病人门诊重复就诊指标的功能，按规范知识库的规则提取；

根据规则及时展现病人门诊重复就诊指标，包括重复就诊频度、重复就诊与病情、诊断、费用、诊疗项目的关联情况等指标，自动分析出院带药、既往门诊开立的药品剩余情况，对重要指标根据设定进行提示报警和病人门诊余药提示。有汇总统计功能，有从汇总统计数字钻取有关指标明细的功能。

病人重返门诊统计情况见表 14-1。

表 14-1　病人重返门诊情况统计表

单位：人数

重返门诊就诊分类	人数	就诊次数				次均费用			
		-3 次	-5 次	-10 次	11 次-	-3 次	-5 次	-10 次	11 次-
1	2	3	4	5	6	7	8	9	10
2 日内重返									
3 日内重返									
5 日内重返									
一周内重返									
一月内重返									
三月内重返									
……									

＊重返：指时间段内大于等于 2 次。

二、病人住院行为监管

提供设定病人住院行为监管指标的功能，按规范知识库的规则提取病人住院行为监管指标；根据规则及时展现病人住院行为监管指标，包括出院后再次入院、再次入院与上次住院时间、费用、诊疗项目、出院时情况等指标。

病人重返住院情况统计见表 14-2。

表14-2　病人重返住院情况统计表

单位：人数

重返住院分类	人数	住院次数				次均费用			
		-2次	-3次	-4次	5次-	-2次	-3次	-4次	5次-
7日内重返									
15日内重返									
一月内重返									
三月内重返									
半年内重返									
……									

＊重返：指时间段内大于等于2次。

三、参保病人就医行为综合评价

提供设定病人就医行为综合监管指标的功能，按规范知识库的规则提取病人就医行为综合监管指标；根据规则及时展现病人就医行为监管指标，根据参保对象的门诊资料、住院资料、体检资料以及购药资料进行综合分析评价，给出评价结果，如健康状况的评价，就医行为正常、异常、严重异常的评价，就医对象的就医行为信用评分评级等。为参保病人的差异性管理提供信息支持。

第六节　医疗费用稽查

医疗费用稽查功能用于对指定的机构或事件进行分层分析和对比分析，以判断对应的医疗费用规范遵从性。医疗费用稽查包括药品及服务项目的费用稽查、机构及科室的费用稽查、特殊病种的费用稽查、医疗文书一致性稽查、医嘱变更的稽查等功能。

一、药品及服务项目的费用稽查

1.稽查条件管理：提供设置稽查条件的功能，保存和修改稽查条件的功能。

2.稽查运行及稽查结果展示：提供调用稽查条件对指定范围的数据进行稽查分析，展示稽查结果。如某一药品的使用科室分布情况、使用人群分布情况、开立时间段的分布、开立医师的分布等，相同相似科室或人群使用与未使用的对比分析等；某一医疗服务项目的使用科室分布情况、使用人群分布情况、开立时间段的分布、开立医师的分布等，相同相似科室或人群使用与未使用的对比分析等。

二、机构及科室的费用稽查

1.稽查条件管理：提供设置稽查条件的功能，保存和修改稽查条件的功能。

2.稽查运行及稽查结果展示：提供调用稽查条件对指定范围的数据进行稽查分析，展示稽查结果。如医疗机构之间的病种及疾病诊断分组的费用、费用结构，药品使用类别、医疗服务项目类别的对比分析；各医疗机构相同科室之间的病种费用、费用结构，药品使用类别、医疗服务项目类别的对比分析；医疗机构不同时间段之间的病种费用、费用结构，药品使用类别、医疗服务项目类别的对比分析；同一科室不同时间段之间的病种费用、费用结构，药品使用类别、医疗服务项目类别的对比分析等。

三、特殊病种的费用稽查

1.稽查条件管理：提供设置稽查条件的功能，保存和修改稽查条件的功能。

2.稽查运行及稽查结果展示：提供调用稽查条件对指定范围的数据进

行稽查分析，展示稽查结果。如某一病种的服务利用情况与既往相同相似病例对比分析、医疗费用情况与既往相同相似病例对比；某一病人的服务利用情况与既往相同相似病例对比分析、医疗费用情况与既往相同相似病例对比分析。

四、医疗文书一致性稽查

1.稽查条件管理：提供设置稽查条件的功能，保存和修改稽查条件的功能。

2.稽查运行及稽查结果展示：提供调用稽查条件对指定范围的数据进行稽查分析，展示稽查结果。如选定对象的某项费用与医嘱的一致性、某项费用与病历的一致性、某项费用与申请单和报告单的一致性、某项费用与诊断的一致性的稽查。

五、医嘱变更的稽查

1.稽查条件管理：提供设置稽查条件的功能，保存和修改稽查条件的功能。

2.稽查运行及稽查结果展示：提供调用稽查条件对指定范围的数据进行稽查分析，展示稽查结果。如选定对象的医嘱变更情况及合理性评估、非正常出院与出院召回的情况及合理性评估，医疗文书非正常修改的情况及合理性评估，非正常出院转院的情况及合理性评估等。

第七节　综合监测分析

综合监测分析包括综合监测指标管理、综合监测维护、综合监测展示等功能。

一、综合监测指标管理

提供设置监测指标、指标计算公式、指标正常值范围的功能。至少应有下列八方面的指标。

1. 参保方面包括人口基数、参保人数与比例、贫困人群参保人数与比例、个人应缴已缴比例、参保人群稳定情况等指标。

2. 基金方面包括筹资来源构成、基金应筹已筹数额与比例、各级财政资助到位数额与比例、基金分配与实际支付的数额与比例、基金使用效率等指标。

3. 受益方面包括各类诊疗和体检的人数、费用、补偿数额与补偿比例等指标。

4. 服务利用方面包括各区域各级别医疗机构的诊疗人数、住院率、门诊就诊率、就医人员流向与比例、补偿费用流向与比例等指标。

5. 费用控制方面包括各区域各级别医疗机构各类诊疗人员的次均费用及费用结构、补偿比例、自付费比例等指标。

6. 人口疾病经济负担方面包括各类诊疗的次均费用、次均自付费，不同病种费用与补偿比例等指标。

7. 补偿管理方面包括医疗机构的补偿人数与数额、结算申报人数与数额，结算通过人数与数额，经办机构工作数量、平均办理时限、经办差错比例等指标。

8. 大病保险方面包括投保人数与比例、理赔人数与数额等指标。

二、综合监测维护

提供选定监测指标、设定指标刷新周期、展示方式（图形、图表等）和报警阈值的功能；提供为不同业务股室配置监测指标及设置不同展现形式的功能。

三、综合监测展示

提供监测指标自动展示功能和报警功能；提供趋势分析、对比分析、汇总排序等功能；提供逐层展开和钻取多维数据的功能；提供纵横对比分析、同期对比分析及趋势分析的功能；提供监测指标的图形展现功能。

表 14-3 医院疾病名称目录

序号	疾病名称	ICD-10 编码
1	总计	A00-T98，Z00-Z99
2	1.传染病和寄生虫病小计	A00-B99，U04
3	其中：肠道传染病	A00-A09
4	内：霍乱	A00
5	伤寒和副伤寒	A01
6	细菌性痢疾	A03
7	结核病	A15-A19
8	内：肺结核	A15.0-15.3，A16.0-16.2
9	白喉	A36
10	百日咳	A37
11	猩红热	A38
12	性传播模式疾病	A50-A64
13	内：梅毒	A50-A53
14	淋球菌感染	A54
15	乙型脑炎	A83.0
16	斑疹伤寒	A75
17	手足口病	B08.4
18	病毒性肝炎	B15-B19
19	人类免疫缺陷病毒病（HIV）	B20-B24
20	血吸虫病	B65
21	丝虫病	B74
22	钩虫病	B76

（续表）

序号	疾病名称	ICD-10 编码
23	2. 肿瘤小计	C00-D48
24	恶性肿瘤	C00-C97
25	其中：鼻咽恶性肿瘤	C11
26	食管恶性肿瘤	C15
27	胃恶性肿瘤	C16
28	小肠恶性肿瘤	C17
29	结肠恶性肿瘤	C18
30	直肠和肛门恶性肿瘤	C19-C21
31	肝和肝内胆管恶性肿瘤	C22
32	喉恶性肿瘤	C32
33	气管、支气管、肺恶性肿瘤	C33-C34
34	骨、关节软骨恶性肿瘤	C40-C41
35	乳房恶性肿瘤	C50
36	女性生殖器官恶性肿瘤	C51-C58
37	男性生殖器官恶性肿瘤	C60-C63
38	泌尿道恶性肿瘤	C64-C68
39	脑恶性肿瘤	C71
40	白血病	C91-C95
41	原位癌	D00-D09
42	其中：子宫颈原位癌	D06
43	良性肿瘤	D10-D36
44	其中：皮肤良性肿瘤	D22-D23
45	乳房良性肿瘤	D24
46	子宫平滑肌瘤	D25
47	卵巢良性肿瘤	D27
48	前列腺良性肿瘤	D29.1
49	甲状腺良性肿瘤	D34
50	交界恶性和动态未知肿瘤	D37-D48
52	3. 血液、造血器官及免疫疾病小计	D50-D89
53	其中：贫血	D50-D64
54	4. 内分泌、营养和代谢疾病小计	E00-E89

序号	疾病名称	ICD-10 编码
55	其中：甲状腺功能亢进	E05
56	糖尿病	E10—E14
57	5. 精神和行为障碍小计	F00—F99
58	其中：依赖性物质引起的精神和行为障碍	F10 —F19
59	酒精引起的精神和行为障碍	F10
60	精神分裂症、分裂型和妄想性障碍	F20—F29
61	情感障碍	F30—F39
62	6. 神经系统疾病小计	G00—G99
63	其中：中枢神经系统炎性疾病	G00—G09
64	帕金森病	G20
65	癫痫	G40—G41
66	7. 眼和附器疾病小计	H00—H59
67	其中：晶状体疾病	H25—H28
68	内：老年性白内障	H25
69	视网膜脱离和断裂	H33
70	青光眼	H40—H42
71	8. 耳和乳突疾病小计	H60—H95
72	其中：中耳和乳突疾病	H65—H75
73	9. 循环系统疾病小计	I00—I99
74	其中：急性风湿热	I00—I02
75	慢性风湿性心脏病	I05—I09
76	高血压	I10—I15
77	内：高血压性心脏和肾脏病	I11—I13
78	缺血性心脏病	I20—I25
79	内：心绞痛	I20
80	急性心肌梗死	I21—I22
81	肺栓塞	I26
82	心律失常	I47—I49
83	心力衰竭	I50
84	脑血管病	I60—I69
85	内：颅内出血	I60—I62
86	脑梗死	I63
87	内：大脑动脉闭塞和狭窄	I66

（续表）

序号	疾病名称	ICD-10 编码
88	静脉炎和血栓形成	I80—I82
89	下肢静脉曲张	I83
90	10. 呼吸系统疾病小计	J00—J99
91	其中：急性上呼吸道染	J00—J06
92	流行性感冒	J09—J11
93	内：人禽流感	J09
94	肺炎	J12—J18
95	慢性鼻窦炎	J32
96	慢性扁桃体和腺样体疾病	J35
97	慢性下呼吸道病	J40—J47
98	内：哮喘	J45—J46
99	外部物质引起的肺病	J60—J70
100	11. 消化系统疾病小计	K00—K93
101	其中：口腔疾病	K00—K14
102	胃及十二指肠溃疡	K25—K27
103	阑尾炎	K35—K37
104	疝	K40—K46
105	内：腹股沟疝	K40
106	肠梗阻	K56
107	酒精性肝病	K70
108	肝硬化	K74
109	胆石症和胆囊炎	K80—K81
110	急性胰腺炎	K85
111	12. 皮肤和皮下组织疾病小计	L00—L99
112	其中：皮炎及湿疹	L20—L30
113	牛皮癣	L40
114	荨麻疹	L50
115	13. 肌肉骨骼系统和结缔组织疾病小计	M00—M99
116	其中：炎性多关节病	M05—M14
117	内：类风湿性关节炎	M05—M06
118	痛风	M10
119	其他关节病	M15—M19
120	系统性结缔组织病	M30—M36

（续表）

序号	疾病名称	ICD-10 编码
121	内：系统性红斑狼疮	M32
122	脊椎关节强硬	M47
123	椎间盘疾病	M50—M51
124	骨密度和骨结构疾病	M80—M85
125	内：骨质疏松	M80—M81
126	骨髓炎	M86
127	14. 泌尿生殖系统疾病小计	N00—N99
128	其中：肾小球疾病	N00—N08
129	肾盂肾炎	N10—N12
130	肾衰竭	N17—N19
131	尿石病	N20—N23
132	膀胱炎	N30
133	尿道狭窄	N35
134	男性生殖器官疾病	N40—N51
135	内：前列腺增生	N40
136	乳房疾患	N60—N64
137	女性盆腔炎性疾病	N70—N77
138	子宫内膜异位	N80
139	女性生殖器脱垂	N81
140	15. 妊娠、分娩和产褥期小计	O00—O99
141	其中：异位妊娠	O00
142	医疗性流产	O04
143	妊娠高血压	O13—O15
144	前置胎盘、胎盘早剥和产前出血	O44—O46
145	梗阻性分娩	O64—O66
146	分娩时会阴、阴道裂伤	O70，O71.4
147	产后出血	O72
148	顺产	O80，O84.0
149	16. 起源于围生期疾病小计	P00—P96
150	其中：产伤	P10—P15
151	新生儿窒息	P21
152	新生儿吸入综合征	P24
153	围生期感染	P35—P39

（续表）

序号	疾病名称	ICD-10 编码
154	胎儿和新生儿溶血性疾病	P55
155	新生儿硬肿症	P83.0
156	17. 先天性畸形、变形和染色体异常小计	Q00－Q99
157	其中：神经系统先天性畸形	Q00－Q07
158	循环系统先天性畸形	Q20－Q28
159	内：先天性心脏病	Q20－Q24
160	唇裂和腭裂	Q35－Q37
161	消化系统先天性畸形	Q38－Q45
162	生殖泌尿系统先天性畸形	Q50－Q64
163	肌肉骨骼系统先天性畸形	Q65－Q79
164	18. 症状、体征与检验异常小计	R00－R99
165	19. 损伤和中毒小计	S00－T98
166	其中：骨折	S02，S12，S22，S32，S42，S52，S62，S72，S82，S92，T02，T08，T10，T12，T14.2
167	内：颅骨和面骨骨折	S02
168	股骨骨折	S72
169	多部位骨折	T02
170	颅内损伤	S06
171	烧伤和腐蚀伤	T20－T32
172	药物、药剂和生物制品中毒	T36－T50
173	非药用物质的毒性效应	T51－T65
174	医疗并发症	T80－T88
175	内：手术和操作并发症	T81
176	假体装置、植入物和移植物并发症	T82－T85
177	20. 其他接受医疗服务小计	Z00－Z99

资料摘编：《医院疾病名称目录》

| 第十五章 |

清廉医院安全监管系统

清廉医院安全监管系统主要是针对非医疗服务部分的安全监管，清廉医院安全监管系统是清廉医院运行的重要保障。安全监管包括数据中心安全监管、终端安全监管、网络安全监管和环境安全监管等功能。

第一节 数据中心安全监管

一、数据安全监管

提供监管医院核心信息资产有意或无意泄露的功能，包括监管数据加密、数据安全策略（权限控管、使用次数、生命期限等）、文档加密、文档安全策略（权限控管、使用次数、文档生命期限、打印自定义水印等）、身份认证、使用追踪、离线管理、文档操作审计等是否安全；监管电子文档细粒度的权限控制，包括只读、打印、修改、复制等权限控制是否安全；对文档的阅读、编辑、删除、打印、外发、授权等动作进行详细的日志审计。

二、日志审计监管

提供对日志记录、分析和处理用户操作等进行监管的功能，包括监管日志记录、用户重要操作日志记录、日志查询、日志保护、日志备份、日志分析模型、日志审计报告等是否安全；监管用户名称、操作日期和时间、操作类型等是否成功；合规审计等项日志审计是否安全；监管数据分析及生成的审计报表是否安全。

三、资产风险监管

提供监管基于医院网络环境构建的医院网络资产基础信息库安全状况，整体和动态发现网络是否存在安全风险，包括实时评估网络安全风险、验证重要风险点、评估风险影响范围、网络安全持续监控、风险通报和威胁预警、风险分析结果可视化、风险处理等功能；记录信息系统、承载业务、网络设备、安全设备、服务器设备、终端设备、软件、数据、存储等资产信息安全的功能；提供表格、指示灯、3D 图表、雷达图、拓扑图、热度图等可视化结果展示监管结果的功能。

四、整体安全监管

提供对医院各类网络安全事件的监控、分析和管理的功能，包括资产管理、资产风险管理、网络安全事件采集、网络安全事件分析、网络安全事件分析模型、实时安全监测、分析结果可视化、安全运营决策和处置服务等功能；基于数据分析模型，支持表格、指示灯、3D 图表、雷达图、拓扑图、热度图等可视化形式展示监管结果的功能。

第二节　终端安全监管

一、桌面终端安全监管

提供监管终端各种安全管理和合规性需求的功能，包括即时通信管理、非授权外连管理、软件分发、打印管理、文件操作行为管理、补丁管理、移动介质管理、主机监控与审计、上网行为控制与审计、敏感字审计、远程协助等监管功能；支持对双网卡、WIFI、3G、蓝牙、红外等违规连接方式进行监测、审计和阻断等功能。

二、移动终端安全监管

提供监管医院移动业务终端的功能，包括对移动身份、移动应用、移动终端内容、移动策略、移动设备等的监管功能；提供对主流移动操作系统的监管功能。

三、移动存储介质监管

对医院移动存储介质进行监管，监管造成信息泄露的安全问题，提供移动存储介质注册、接入控制、访问权限控制、安全审计等进行监管；提供移动硬盘、闪存、U 盘、储存卡等移动存储介质的监管功能；提供预置策略、自定义策略、预置标签及自定义标签等管理规则的监管功能；提供内部低密、内部普密、内置高密、外部应用审计、外部文档审计、外部无审计等情况预置管理策略和预置标签等进行监管的功能。

第三节　网络安全监管

一、安全策略监管

提供网络安全设备集中监管和监控的功能，包括网络安全设备策略集中编辑、策略集中下发、设备集中升级、设备集中监控、拓扑展示、统计报表等功能；对防火墙、入侵防御、病毒防御、VPN 网关、VPN 客户端等管控策略进行监管功能；提供对邮件告警、日志、短信、第三方应用等进行监管预警的功能。

二、网络设备安全监管

提供网络设备集中监管和监控的功能，包括对网络设备拓扑管理、可用性监控、网络设备性能监控、主机服务器监控、数据库监控、中间件监控、业务系统监控、网络配置管理、统计报表生成等进行监管的功能；对设备综合性能、链路带宽利用率、CPU 使用率、内存使用率、设备响应时间、设备 ICMP 丢包率、端口进 / 出流量、端口进 / 出错包率、端口进 / 出丢包率、端口进 / 出单播包速率、非单播包速率、组播包速率、广播包速率、自定义报表生成等进行监管的功能；对邮件、日志、声音、短信、颜色等进行监管预警的功能。

三、文档安全监管

提供文档安全监管功能，防范医院文档信息有意或无意泄露，监管文档存储是否加密，传输是否加密，打印是否带自定义水印；审计文档的管控权限、使用次数、文档生命期限；审计文档操作者的身份、追踪操作使用行为；监管文档细粒度的控制权限，监管只读、打印、修改、复制等权限控制功能；监管阅读、编辑、删除、打印、外发、授权等动作的权限控制。提供预警报警及解除预警报警功能，提供监管记录的查询统计汇总功能。

第四节　环境安全监管

医院环境安全监管包括建筑智能化工程安全监管、医疗设备安全监管和消防安全监管。

一、建筑智能化工程安全监管

1.给排水设备运行监管：提供给排水系统的监管功能，实现对给水泵、蓄水池的监控。包括根据水压、流量变化控制给水泵启动台数，获取超高、超低水位报警、故障等信号，提供预警报警功能，获取设备检修维护信息。

2.冷/热源管网设备监管：获取集中供冷、供热的管网温度，压力和能量等信息。对冷/热源系统进行监管、对变频器进行控制，提供预警报警功能，获取设备检修维护信息。

3.室内空气质量监管：提供新风机组监管功能，监控风机运行状态及记录运行时间，提供预警报警功能，获取设备运行、检修维护信息。

4.公共照明能耗监管：提供照明能耗监管功能，利用楼宇智能化系统对大楼内的照明按"工作"与"非工作"、"有人"与"无人"等状态进行监控，提供时间设定控制、检测照明度信号进行控制的功能，提供对各区域能耗进行集中管理及统计的功能。

二、医疗设备安全监管

1.设备运维及资产定位管理：提供设备运维及资产定位管理功能，获取设备异常预警，避免核心部件损坏，避免设备带病运行等，支持查看维修、保养、巡检、状态监测等实时信息。支持查看全院设备分布情况，可精确到具体楼层、科室，可查看设备运行轨迹。

2.设备效益分析：提供设备效益分析功能，包括实现设备、科室乃至全院的医学装备效益分析，使用效率、使用时长分析；收益情况分析，成本效益分析等功能。

三、消防安全监管

1.消防全面监控：提供全面监管医疗机构内消防安全的功能，包括 24 小时实时监控医院内的消防安全状况，实时展现消防设备的运行情况和操作信息，展现用电情况、烟雾情况、燃气浓度等信息，提供火灾隐患实时监控功能。

2.设备维保巡查跟踪：通过监管平台实时监管各科室消防设备的日常维保及巡检信息，支持查询巡检维保任务流程、节点及处理结果等信息。

|第十六章|

清廉医院综合监管系统

　　清廉医院建设是医院高质量发展的基石，要建设清廉医院，则需深入贯彻习近平总书记系列重要讲话精神，始终坚持将清廉医院建设与深化医改、业务管理工作紧密结合起来，牢固树立"以病人为中心"的服务理念，大力倡导遵守崇廉尚洁、诚信守法、敬业奉献的职业道德，进一步规范医务人员从医行为，以良好的精神风貌助推医院高质量发展。

　　清廉医院监管系统包括全院综合监管、业务科室综合监管、管理部门综合监管等功能，主要供医院管理部门使用。

第一节　全院综合监管

一、综合监管设置

　　1.综合监管指标设置：提供综合监管指标的设置功能，包括指标名称、指标获取路径与地址、指标取值范围及其他条件、关联指标的计算方法、指标正常阈值与报警取值等。

综合监管指标包括且不限于医德医风综合评分、医疗安全指标、医疗质量指标、医疗效率效益指标、绩效考核指标、采购供应考核指标、工程建设监管指标、清廉文化评分指标、人才建设评价指标以及科研教育考核指标。

2.流程监管设置：提供流程监管的设置功能，包括监管事项名称、监管节点数、监管执行部门及责任人、流程节点呈现状况及判别条件与标准等。

流程监管包括且不限于对重大决策流程的监管，重要干部任免流程的监管，重要项目实施流程的监管，大额资金支付流程的监管，药品设备耗材采购流程的监管，基建维修等工程流程的监管。

二、获取综合监管信息

1.获取综合监管指标：根据设置自动获取各类综合监管指标，提供手动获取各类指标的功能，提供从外部采集基准指标（如辖区人口数等）的功能。

2.获取流程监管信息：根据设置获取有关流程进度的信息，流程节点状况及阻滞信息。

三、综合监管的展示

1.展示形式：提供多种信息展示形式，包括数据清单、数据表格、文字、图形图像、动画等展示形式。

2.展示页面管理：提供配置展示页面的功能，包括页面分块布局、下级页面调用、各块展示形式。

3.展示运行：根据设置定时获取数据、定时刷新页面指标及监管流程，提供监管指标的预警报警功能，提供监管流程的预警报警功能。提供展示信息定制推送功能，展示信息的下载导出功能。

四、监管分析

1. 统计分析：提供监管指标的统计分析功能，包括关联分析、对比分析、趋势分析。

2. 监管报告：提供产出综合监管报告的功能，分类汇集监管的指标、监管表格、监管分析结果及各类图形图标，支持生成开放版式文档（open fixed-layout document，OFD）或 PDF 格式的监管报告。

第二节　业务科室综合监管

一、业务科室综合监管

1. 监管指标设置：提供监管指标设置功能，包括定义指标名称、数据获取路径、指标计算方法、指标起止时间段、指标正常范围及越界阈值等；提供指标修改功能；提供指标查询及分类分层展现功能。

2. 监管指标产出：提供产出监管指标的功能，包括指标更新周期设置、获取数据完成计算并产出指标；提供手动、设置任意时间段等条件产出指标的功能。

3. 监管指标展示：提供监管指标的展示功能，以数据清单、表格、图形图像、动画等形式展现监管指标，支持展现自定义，支持逐级钻取至底层数据的展现功能，支持导出展现指标的功能。

业务科室综合监管指标统计参考表 16-1。

表 16-1 业务科室综合监管指标统计表

科室	员工数	医德医风积分	绩效考核评分	医疗质量评分	清廉医保评分	财务纪律评分	评分合计	评分排名
内科								
外科								
儿科								
妇产科								
五官科								
门诊								
医技								
……								

4. 统计分析：提供监管指标统计分析功能，提供指标预警报警功能，提供分类排序功能，提供定基比、环比、同期对比、各科室横向对比的分析功能，提供趋势预测功能，提供预判干预措施效果的功能。

二、医德医风监管

1. 指标设置：提供医德医风指标设置功能，包括定义指标名称、数据获取路径、指标计算方法、指标起止时间段、指标正常范围及越界阈值等；提供指标修改功能；提供指标查询及分类分层展现功能。

2. 指标产出：提供产出医德医风指标的功能，包括指标更新周期设置、获取数据完成计算并产出指标；提供手动、设置任意时间段等条件产出指标的功能。

3. 指标展示：提供医德医风指标的展示功能，以数据清单、表格、图形图像、动画等形式展现监管指标，支持展现自定义，支持逐级钻取至底层数据的展现功能，支持导出展现指标的功能。

业务科室医德医风积分统计参考表 16-2。

表 16-2　业务科室医德医风积分统计表

科室	党建工作	遵纪守法	患者满意度	员工满意度	医疗安全	医疗质量	医保控费	业务任务	清廉文化	预算执行	积分合计
合计											
内科											
外科											
儿科											
妇产科											
五官科											
门诊											
医技											
……											

4.统计分析：提供医德医风统计分析功能，提供医德医风预警报警功能，提供分类排序功能，提供定基比、环比、同期对比、各科室横向对比的分析功能。

三、医疗质量监管

1.监管指标设置：提供监管指标设置功能，包括定义指标名称、数据获取路径、指标计算方法、指标起止时间段、指标正常范围及越界阈值等；提供指标修改功能；提供指标查询及分类分层展现功能。

2.监管指标产出：提供产出监管指标的功能，包括指标更新周期设置、获取数据完成计算并产出指标；提供手动、设置任意时间段等条件产出指标的功能。

3.监管指标展示：提供监管指标的展示功能，以数据清单、表格、图形图像、动画等形式展现监管指标，支持展现自定义，支持逐级钻取至底层数据的展现功能，支持导出展现指标的功能。

业务科室医疗质量监管指标统计参考表 16-3。

表 16-3 业务科室医疗质量监管指标统计表

科室	诊疗人次	次均住院日	次均医疗缺陷	医疗事故次	病历质量评级	临床路径执行率（%）	院感发生率（%）	抗菌药DDD	处方点评评级	大设备检查阳性率（%）
合计										
内科										
外科										
儿科										
妇产科										
五官科										
门诊	－									
医技	－								－	－
……										

4.统计分析：提供监管指标统计分析功能，提供指标预警报警功能，提供分类排序功能，提供定基比、环比、同期对比、各科室横向对比的分析功能，提供趋势预测功能，提供预判干预措施效果的功能。

四、绩效考核监管

1.指标设置：提供绩效考核指标设置功能，包括定义指标名称、数据获取路径、指标计算方法、指标起止时间段、指标正常范围及越界阈值等；提供指标修改功能；提供指标查询及分类分层展现功能。

2.指标产出：提供产出绩效考核指标的功能，包括指标更新周期设置、获取数据完成计算并产出指标；提供手动、设置任意时间段等条件产出指标的功能。

3.指标展示：提供绩效考核指标的展示功能，以数据清单、表格、图形图像、动画等形式展现监管指标，支持展现自定义，支持逐级钻取至底层数据的展现功能，支持导出展现指标的功能。

业务科室绩效考核积分统计参考表 16-4。

表 16-4　业务科室绩效考核积分统计表

科室	服务效率	服务流程	资源效率	收支结构	费用控制	经济管理	人才培养	学科建设	信用建设	院外协作	积分
合计											
内科											
外科											
儿科											
妇产科											
五官科											
门诊											
医技											
……											

本表指标主要源自国家《公立医院绩效考核指标》二级指标，可逐层下钻展现三级指标。

4.统计分析：提供绩效考核指标统计分析功能，提供指标预警报警功能，提供分类排序功能，提供定基比、环比、同期对比、各科室横向对比的分析功能。

五、清廉医保监管

1.监管指标设置：提供监管指标设置功能，包括定义指标名称、数据获取路径、指标计算方法、指标起止时间段、指标正常范围及越界阈值等；提供指标修改功能；提供指标查询及分类分层展现功能。

2.监管指标产出：提供产出监管指标的功能，包括指标更新周期设置、获取数据完成计算并产出指标；提供手动、设置任意时间段等条件产出指标的功能。

3.监管指标展示：提供监管指标的展示功能，以数据清单、表格、图形图像、动画等形式展现监管指标，支持展现自定义，支持逐级钻取至底层数据的展现功能，支持导出展现指标的功能。

业务科室清廉医保监管指标统计参考表 16-5。

表 16-5　业务科室清廉医保监管指标统计表

科室	出院人次	次均费用（元）	日均费用（元）	自费比例（%）	实际偿比（%）	药费占比（%）	治疗费占比（%）	检查费占比（%）	总额度占比（%）	CMI	标化CMI
合计											
内科											
外科											
儿科											
妇产科											
五官科											
……											

4.统计分析：提供监管指标统计分析功能，提供指标预警报警功能，提供分类排序功能，提供定基比、环比、同期对比、各科室横向对比的分析功能，提供趋势预测功能，提供预判干预措施效果的功能。

六、清廉财务监管

1.指标设置：提供财务指标设置功能，包括定义指标名称、数据获取路径、指标计算方法、指标起止时间段、指标正常范围及越界阈值等；提供指标修改功能；提供指标查询及分类分层展现功能。

2.指标产出：提供产出财务指标的功能，包括指标更新周期设置、获取数据完成计算并产出指标；提供手动设置任意时间段等条件产出指标的功能。

3.指标展示：提供财务指标的展示功能，以数据清单、表格、图形图像、动画等形式展现监管指标，支持展现自定义，支持逐级钻取至底层数据的展现功能，支持导出展现指标的功能。

业务科室清廉财务指标（全成本核算）统计参考表 16-6。

表16-6 业务科室清廉财务指标（全成本核算）统计表

科室	员工数	预算收入（元）	实际收入（元）	收入完成比（%）	预算支出（元）	实际支出（元）	支出完成比（%）	床日医疗成本（元）	床日医疗收入（元）	实际开放床日	积分
合计											
内科											
外科											
儿科											
妇产科											
五官科											
门诊											
医技											
……											

4.统计分析：提供财务指标统计分析功能，提供指标预警报警功能，提供分类排序功能，提供定基比、环比、同期对比、各科室横向对比的分析功能，提供趋势预测功能，提供预判干预措施效果的功能。

第三节 管理部门综合监管

一、纪检监管

1.设置监管指标：设置需要进行监管的指标，包括选定个人医德医风指标、科室医德医风指标、人员晋升晋级任职免职相关指标、采购及招投标监管指标、基建工程监管指标、三公经费开支等指标。设置指标数据获取路径、关联指标计算方法、指标起止时间段、指标正常范围及越界阈值等功能。

2.获取监管信息：提供产出纪检监管指标的功能，包括指标更新周期设置、获取数据完成计算并产出指标。

3. 监管指标展示：提供纪检监管指标的展示功能，以数据清单、表格、图形图像、动画等形式展现监管指标，提供展现指标的导出功能。

二、财务监管

1. 设置监管指标：设置需要进行监管的指标，包括选定所需的业务预算指标、收入预算指标、支出预算指标、项目预算指标、资金预算等指标；选定所需的业务完成指标、收入完成指标、支出指标、项目执行指标、资金执行等指标；选定货币资金流动情况的指标，选定有形资产变动指标、无形资产变动指标；选定医疗成本等指标。设置指标数据获取路径、指标计算方法、指标起止时间段、指标正常范围及越界阈值等功能。

2. 获取监管信息：提供产出财务指标的功能，包括指标更新周期设置、获取数据完成计算并产出指标。

3. 监管指标展示：提供财务指标的展示功能，以数据清单、表格、图形图像、动画等形式展现监管指标，提供展现指标的导出功能。

三、采购供应监管

1. 设置监管指标：设定需要进行监管的指标及所关联的信息，包括器械、耗材、药品、物资采购计划的审批信息；采购形式，企业投标频次，企业中标率等信息；器械、耗材、药品、物资供货入库量及库存量等信息；器械、耗材、药品、物资的出库领用量、周转期等指标。设置指标数据获取路径、指标计算方法、指标起止时间段、指标正常范围及越界阈值等功能。

2. 获取监管信息：提供产出采购供应监管指标的功能，包括指标更新周期设置、获取数据信息、计算监管指标。

3. 监管指标展示：提供采购供应监管指标的展示功能，以数据清单、表格、图形图像、动画等形式展现监管指标，提供展现指标的导出功能。

四、人才建设监管

1. 设置指标：设置需要进行监管的指标及所关联的信息，包括各类技术人员数及结构占比，晋升晋级考核通过率，进修学习人数及时间，获国家荣誉的人数及占比，有特殊贡献及待遇的人数及占比等指标。设置指标数据获取路径、指标计算方法、指标起止时间段、指标正常范围及越界阈值等功能。

2. 获取指标信息：提供获取人才建设指标的功能，包括指标更新周期设置、获取数据信息、计算指标值。

3. 指标展示：提供人才建设指标的展示功能，以数据清单、表格、图形图像、动画等形式展现监管指标，提供展现指标的导出功能。

五、科研教育监管

1. 设置指标：设置需要进行监管的指标及所关联的信息，包括申报的科研项目数，立项的科研项目数，通过验收的科研项目数，科技成果数及获奖科研项目数，获国家专利数，获著作权及各类知识产权数，发表科技论文数，交流科技论文数，重点学科、重点专科、重点实验室数，开展培训交流次数及参加人员数等指标。设置指标数据获取路径、指标计算方法、指标起止时间段、指标正常范围。

2. 获取指标信息：提供获取科研教育指标的功能，包括指标更新周期设置、获取数据信息、计算指标值。

3. 指标展示：提供科研教育指标的展示功能，以数据清单、表格、图形图像、动画等形式展现监管指标，提供展现指标的导出功能。

六、安全监管

1.设置指标：设置需要进行监管的指标及所关联的信息，包括数据中心安全的监管指标、终端安全的监管指标、网络安全的监管指标、容灾备份相关指标、建筑智能化工程安全的监管指标、医疗设备安全的监管指标、消防安全的监管指标。设置指标数据获取路径、指标计算方法、指标起止时间段、指标正常范围。

2.获取指标信息：提供获取安全监管指标的功能，包括指标更新周期设置、获取数据信息、计算指标值。

3.指标展示：提供安全监管指标的展示功能，以数据清单、表格、图形图像、动画等形式展现监管指标，提供展现指标的导出功能。

保障篇

|第十七章|

清廉医院党务管理

中共中央办公厅印发的《关于加强公立医院党的建设工作的意见》中明确了公立医院实行党委领导下的院长负责制。清廉医院党务管理就是沿着清廉医院建设目标，围绕党组织而进行的一系列党内活动的管理，是清廉医院高质量发展的首要条件和保证。清廉医院党务管理系统为党务管理的第一责任人党委（党组）书记以及在党委领导下的纪委、党办、总会计师、审计等提供信息技术支持；围绕党务工作内容、管理要求、管理方法、工作制度、工作流程、工作分类等提供信息技术服务。清廉医院党务管理系统包括综合管理，党组织、党员与党建门户管理，查询统计分析，全媒体应用等功能。

第一节 综合管理

综合管理功能分为以下三个方面：

一、党务公开

提供对党务公开信息的发布、查询等操作，包括党组织机构、党员名单、党费收支、党组织活动等信息。自动检查党务公开信息的更新情况，提供未按规则更新信息的提示功能。提供自动生成党务公开报表、党务公开工作统计分析的功能。提供党务公开工作的汇总对比分析功能，提供党务公开工作的信息归类、信息查询功能，提供党务公开工作的信息展示，包括通过文字、图形、图像、音频、视频等形式进行展示的功能。

二、党务工作

提供各类通知、工作计划、计划报批、工作实施、工作检查、待办事项、制度建设、党务风险防控等工作的流程管理功能；提供获取党务工作数据信息的功能，提供按有关规则监管党务工作数据信息的功能，提供监管信息的预警报警功能，提供党务工作数据信息的查询统计功能及查询统计结果的打印、导出、另存、推送功能，提供党务工作数据信息的分析对比功能及分析对比结果的打印、导出、另存、推送功能，提供党务工作的信息归类与调阅功能，提供党务工作的信息展示，包括通过文字、图形、图像、音频、视频等形式进行展示的功能。

三、党务活动

提供对党组织活动的策划、组织、实施和评估等操作，包括志愿活动、三会一课、民主评价、民主生活会、党群活动、投票活动、组织生活会、党日活动管理等。可以自动生成活动统计表、活动计划表、活动评估表等报表。提供党务活动信息的查询统计功能及查询统计结果的打印、导出、另存、推送功能，提供特别对象推送功能、获取推送反馈信息的功能。

第二节　党组织、党员与党建门户管理

一、党组织管理

针对党务管理中党组织管理的具体内容，结合党务管理系统，党组织管理功能可以分为以下四个方面：

1.组织建设：获取党委及支部基本信息，包括成立时间、负责人及上级批文等信息。

2.组织变更：提供党组织维护、撤销、恢复、彻底删除的管理功能，党组织变动全程留痕；多维度筛选；精准定位变动时间、变动操作人。提供二级管理员分管功能，各党组管理员分管相应党组织。

3.组织转移：提供党员关系管理功能，支持内部转移、外部转移；自动生成《中国共产党党员组织关系介绍信》。

4.查询统计：提供授权管辖区域内分层分类组织建设、组织变更、组织转移等信息查询检索和统计功能。

二、党员管理

针对党务管理中党员管理的具体内容，结合党务管理系统，党员管理功能可以分为以下五个方面：

1.基本信息管理：提供对党员注册功能，收集获取基本信息，包括姓名、性别、年龄、入党时间、参加工作时间等，提供基本信息的录入、查询、修改、删除等操作，提供党员信息的查询、统计等。

2.日常信息管理：收集获取党员医德医风档案资料、日常工作情况、学习情况、考核情况、群众评议、奖惩情况等。提供日常信息管理的查询、统计等。提供医风医德素材的推送功能、特别对象推送功能、获取推送反馈信息的功能。

3.党员发展：提供党员发展的管理和统计功能，包括入党申请、培养考察、转正审查等。自动生成党员发展报表，方便党员发展工作的统计和分析。

4.党员评价：针对党员医德医风考核、日常工作情况、学习情况、考核情况、群众评议、奖惩情况以及评价体系和方法等，提供党员评价功能。提供特别对象推送功能、获取推送反馈信息的功能。

5.党费管理：提供党费信息整体、分批导入，提供对党费的收缴、管理和统计功能，包括党费缴纳情况、党费使用情况等。自动生成党费收支报表、党费缴纳情况统计表等报表，方便党费管理和统计。提供特别对象推送功能、获取推送反馈信息的功能。

三、党建门户管理

为发挥党务管理系统效用而设立的党建门户管理包括门户栏目管理和门户更新维护。

1.门户栏目管理：提供组织导航、服务大厅、党建要闻、党务工作、党建专题、党的建设、党建地图、红色学堂、政策解读、警示教育、制度建设、优秀党员、书记信箱等栏目。支持自主灵活配置轮播图、文字列表、图文列表等多类展现样式；支持发布新闻动态、制度规定等各类资讯。

2.门户更新维护：设立授权机制，实时对门户栏目进行更新、维护以及保密，让党建工作的时效性、持续性、先进性得以有效落实。

第三节　查询统计分析

查询统计分析是党务管理系统的重要组成部分，它有以下三项功能：

第十七章 清廉医院党务管理

一、数据查询

提供有权限控制的数据查询功能，包括查询党务管理、党建工作、党务工作、党组织管理和党员管理的信息，包括查询群众信访、巡视、巡查工作等数据信息。提供查询流程的管控与审核功能，提供信息的解密存储、加密传输功能，提供敏感信息的查询审计功能，提供查询信息的细粒度管控审核功能。提供按组合条件进行查询的功能，提供查询结果排序打印功能、查询结果保存功能、发送查询结果的功能。

二、数据统计

提供有权限管控的数据统计功能，包括统计党务管理、党建工作、党务工作、党组织管理和党员管理的信息，包括统计群众信访、巡视、巡查工作等数据信息。提供统计流程的管控与审核功能，提供统计信息的解密存储、加密传输功能，提供敏感信息的审计功能，提供统计信息的细粒度管控审核功能。提供自动生成固定格式统计表的功能，提供自定义统计表的功能，提供统计结果打印功能、统计结果保存功能、发送统计结果的功能。

三、数据分析

提供有权限管控的数据分析功能，针对重点领域和重点岗位进行专项数据分析；提供风险控制分析方法、对比分析方法、规则递推等分析方法；提供特别对象推送、对重要事件及重点对象的警示报警功能、获取推送反馈信息的功能。提供数据分析流程的管控与审核功能，提供分析信息的解密存储、加密传输功能，提供敏感信息的审计功能，提供分析信息的细粒度管控审核功能。提供分析结果打印功能、分析结果保存功能、发送分析结果的功能。

第四节 全媒体应用

建设党务管理工作数字化、网格化、信息化、智能化的全媒体平台，提供公共广播系统、有线电视系统、清廉门户、清廉医院官网、微信公众号、电子显示屏、视频会议系统等全媒体传播方式，为采用全媒体传播方式开展党务活动、党建宣传、党史学习等活动提供支撑。包括主题活动的分层分类、构建全媒体宣传网络、营造阳光全媒体党务等内容。

一、主题活动的分层分类

支持分层分类主题活动信息的采集，将分层分类主题进行归类、汇总及查询，及时留下党务管理活动中的珍贵历史资料和瞬间，成为清廉党务优良传统传承的最好见证，增进与同行或外单位的联系和交流，提升清廉医院党风清正、院风清朗、行风清新的良好社会形象，让党务工作的时效性、持续性、先进性得以有效落实，这对于党务管理具有重大意义。通过清廉医院党务管理系统建设与党务工作深度融合，满足党务管理工作中的各类场景。真正实现清廉党务、高效党务、阳光党建、活力党建和智慧党建。

二、构建全媒体宣传网络

把党建工作和新闻宣传进行有效结合，建立融报纸、电视、网站和微信为一体的宣传网络。设置党建工作的栏目，开通相关的微信党建公众号，实现各平台党建工作信息的同步发布、更新与推送；创建党员熟悉、群众喜欢的特色栏目和品牌节目。

三、营造阳光全媒体党务

利用全媒体信息量较大、传播速度快、覆盖面积较广的优势，将党务公开转移到互联网和手机上，多渠道、多形式发布政策文件、领导班子建设、党员发展、干部选拔任用等信息，利用微信党建平台发布阳光党务信息，以此来推进党务宣传工作的正规化、制度化、规范化。面对党建工作中的难点与热点，回应群众关切、处理疑问、消除疑惑，提高党务宣传实效，加强党建工作透明度。

| 第十八章 |

清廉医院人才建设

清廉医院人才队伍建设是清廉医院建设中的一项重大战略任务，是维系清廉医院正常运行和高质量发展的保障条件。根据国务院办公厅《关于改善医疗行业综合监管制度的指导意见》，国家卫健委《"十四五"卫生健康人才发展规划》《国家医学中心管理办法（试行）》和《国家区域医疗中心管理办法（试行）》等文件要求，清廉医院人才建设、人才管理主体的院党委，执行主体的党办和人力资源部，监督检查的主体纪委提供信息技术支持。清廉医院人才建设系统包括人才计划、人才档案管理、人才管理、门户管理与查询统计等功能。

第一节　人才计划

人才计划包括计划制定、计划实施、效果评价等内容。

一、计划制定

获取人才培养计划信息，包括分层、分类制定的人才培养计划，人才队伍的分类结构，人才队伍梯度规划，人才队伍中长期建设规划，人才队伍建设引进和培养年度计划，年度医生培训计划，年度继续教育计划。获取各个计划考核节点的信息、计划进度信息，以及计划牵头部门、计划责任人、计划目标等信息；获取计划流程管控信息。

提供有权限管控的人才计划的修改功能、查询功能、展现功能。

二、计划实施

提供分层、分类人才培养计划过程记录和管理功能，根据原计划提供实施清单、实施方案；获取人才队伍的分类结构、人才队伍梯度规划、人才队伍中长期建设规划、人才队伍建设引进和培养年度计划、年度医生培训计划、年度继续教育计划等的实施信息，包括实施时间、实施场地、实施主体、参与对象、监督主体、实时进度及检查方式等，提供特别对象推送功能、获取推送反馈信息的功能。提供实施计划查询功能、变更实施信息的功能、实施过程信息的展现功能。

三、效果评价

提供各类人才计划制定的科学性、全面性和实用性评价功能，提供人才计划实施各阶段评价和整体效果评价。提供人才计划实施效果的横向对比功能、纵向对比功能及人才队伍建设跟踪评价。

第二节 人才档案管理

人才档案管理包括档案建设、档案更新、档案查询与统计分析等内容。

一、档案建设

提供建立分层、分类人才档案的功能，获取人才档案的个人基本信息、人才评价信息、职务晋升信息、职称评定信息、岗位聘用信息、评先评优信息。提供与业务系统关联、从业务系统中直接获取人才的各类信息。提供有权限控制的人才档案调阅功能。

二、档案更新

提供有权限管控的分层、分类人才档案的实时更新功能，包括人才档案的个人基本信息更新、人才评价信息更新、职务晋升信息更新、职称评定信息更新、岗位聘用信息更新、评先评优信息更新。提供与业务系统关联、从业务系统中直接获取人才的各类更新信息。提供更新信息的留痕功能，查询更新操作的人员、时间及操作内容。提供管控异常操作的功能、对重点对象的重要更新信息的审计功能，提供异常操作的预警报警功能、异常操作的容错恢复功能。

三、档案查询与统计分析

提供分层、分类人才档案查询功能，包括查询个人基本信息，查询人才评价信息，查询职务晋升信息，查询职称评定信息，查询岗位聘用信息，查询评先评优信息。提供多条件组合查询功能，提供查询信息的打印功能、保存功能、推发送功能、导出功能，提供查询信息加密保存功能、加密传输功能、敏感信息的报警预警功能。

提供各类人才档案的统计功能，提供生成固定统计表的功能，提供自定义统计表的功能，提供统计信息的打印功能、保存功能、推发送功能、导出功能。

提供各类人才档案的分析功能，提供纵向对比分析、横向对比分析功能，提供对比分析信息的打印功能、保存功能、推发送功能、导出功能。

第三节 人才管理

人才管理包括业务管理、培训交流、薪酬与激励、监测评估等内容。

一、业务管理

获取工作计划、计划审批、招聘活动、评先评优、待办事项、制度建设等基础信息，提供人才管理业务的信息，业务流程信息，业务控制节点的信息。提供业务管理信息的审计功能、业务管理信息的变更功能、业务管理信息的查询统计功能，提供查询结果的打印、导出、推送功能。

二、培训交流

获取分层、分类人才培训交流计划信息，提供交流计划的制定、审批、管控功能。管控包括实施主体、监督主体、实时进度、检查方式、检查机构、检查人员等信息，提供特别对象推送功能、获取推送反馈信息的功能。提供培训交流信息的审计功能、培训交流信息信息的变更功能、培训交流信息的查询统计功能，提供培训交流信息的打印、导出、推送功能。

三、薪酬与激励

获取分层、分类人才薪酬与激励计划信息，管控包括薪酬与激励的实施主体、监督主体、实时进度、检查方式、检查机构、检查人员等信息，提供特别对象薪酬与激励信息的推送功能、获取推送反馈信息的功能。提供薪酬与激励信息的审计功能、薪酬与激励信息的变更功能、薪酬与激励信息的查询统计功能，提供薪酬与激励信息的打印、导出、推送功能。

四、监测评估

提供人才管理、培训交流、薪酬与激励等执行信息统计分析功能，提供区域行业内追赶目标在人才管理、培训交流、薪酬与激励方面数据统计和分析功能，提供特别对象推送功能、获取推送反馈信息的功能。

第四节　门户管理与查询统计

门户管理与查询统计包括门户栏目管理、门户更新维护、数据查询统计、数据分析等内容。

一、门户栏目管理

提供组织导航、岗位聘用、档案查询、培训交流、招聘活动、评先评优、职称评定、制度建设等功能，支持自主灵活配置轮播图、文字列表、图文列表等多类展现样式；支持发布新闻动态、制度规定等各类资讯。

二、门户更新维护

设立授权机制及操作手册，提供实时对门户栏目进行更新和维护功能以及保密功能。

三、数据查询统计

提供计划制定、计划执行、人才管理、人才数量、人才结构等方面数据的查询功能。提供多条件组合查询功能，提供查询信息的打印功能、保存功能、推发送功能、导出功能，提供查询信息加密保存功能、加密传输功能、敏感信息的报警预警功能。

提供计划制定、计划执行、人才管理、人才数量、人才结构等方面数据的统计功能，提供生成固定统计表的功能，提供自定义统计表的功能，提供统计信息的打印功能、保存功能、推发送功能、导出功能。

四、数据分析

提供人才结构、人才配置、人才评价、激励机制等专题数据分析功能，提供特别对象推送功能、获取推送反馈信息的功能。提供纵向对比分析、横向对比分析功能，提供对比分析信息的打印功能、保存功能、推发送功能、导出功能。

通过清廉医院人才队伍建设管理系统建设与人才队伍建设管理工作深度融合，实现人才队伍建设进行线上管理的功能，满足人才队伍管理工作中的各类场景。

|第十九章|

清廉医院文化建设

清廉医院建设是保障人民群众健康权益的迫切需要，清廉医院文化建设则是清廉医院建设的基础和支点，清廉医院文化建设包括医院文化资源管理、廉洁教育管理、清廉案例管理、廉洁文化和家风建设等。

第一节　医院文化资源管理

一、医院文化资源采集

获取、采集医院文化资源，包括且不限于院训、院歌、院旗、院徽、理念、宗旨、核心价值观等资料信息，提供医院文化资源采集流程管控功能，医院文化资源的审核、发布功能。提供征集文化资源的功能，文字文本、图形图像、音频视频等各类文化资源的管理功能。提供利用移动终端推送各类文化资源的功能。

提供医院文化资源的修改、删除、恢复的功能，提供医院文化资源的调阅、汇总、集中展现的功能。

二、医院文化资源更新

提供有权限管控的医院文化资源更新功能，包括院训、院歌、院旗、院徽、理念、宗旨、核心价值观等资料信息的更新，提供资源更新的流程管理功能、更新审批功能、历史资料的归档功能以及更新后的发布功能。提供更新痕迹的查询功能，更新信息的汇总、统计功能。

三、医院文化资源查询

提供有权限管控的医院文化资源查询功能，提供单一条件查询、设定时间区间、设定资料类型等组合条件的查询功能，提供查询信息的审计功能，提供保存查询结果、打印查询结果、导出查询结果、推送查询结果的功能。

四、医院文化资源应用

提供主动推送医院文化资源的功能，根据设定的规则向特定栏目、特定人群终端主动推送相关资料信息，主动推送医院文化资源的知识问答、获取互动结果。获取各类推荐医院文化资源的途径和形式，增强医院文化传播力度、拓宽传播范围。

第二节　廉洁教育管理

医疗行业的特殊性，对医疗从业人员的道德要求提出了更高的期盼，要求医生不仅要以高超的技术为病人解决病痛，还要有将患者利益放在首位的高尚的医德情操。加强廉洁文化建设，要从教育入手，使广大医务人员常修行医之德，常怀律己之心，常思贪欲之害，自觉做到不义之事不为、不正之风不染、不洁之举不干。

一、红色廉风学习

清廉文化建设与人才队伍建设、党务管理建设及人才建设三者互为补充，相互作用，相互促进。红色廉风学习可结合党务管理活动和人才建设活动，获取、采集"三会一课"学习及活动记录，包括学习及活动主题、主要内容、学习形式、参加人员等信息数据。支持分层、分类人员信息的采集，按组织部门进行归类汇总及查询，按参加人员进行归类汇总及查询的功能。提供学习素材、学习资料、学习心得体会的提取归档功能。提供学习效果追踪汇总统计功能。提供学习内容推送功能、特别对象推送功能、获取推送反馈信息的功能。

学习题材库包括且不限于党章、党史、党纪、法规及二十大文件，防范查处"七个有之"问题资料，统筹推进疫情防控与救治、安全生产、行风建设、项目建设等重点题材的学习，学习形式包括且不限于专题培训、集中宣讲、交流座谈、专题党课、思想交流等。

二、杏林廉风学习

获取、采集我国古代廉洁医风医德素材，支持获取文本、图形、图像、音/视频等素材；提供各类素材的归档功能、分类检索功能。提供医风医德素材的推送功能、特别对象推送功能，获取推送反馈信息的功能。

获取、采集的我国古代廉洁医风医德素材包括且不限于古代中医名家的诊疗方法、诊疗思想；扁鹊、张仲景、华佗、孙思邈、李时珍等古圣先贤、中医泰斗的嘉言懿行；"大医精诚""医乃仁术"廉洁文化精髓。

三、法律法规学习

加强道德和法制教育，获取、采集法律法规、医疗法律、医疗纠纷案例、医疗纠纷防范措施等素材，提供各类素材的归档功能、分类检索功能。

提供法律法规素材的推送功能、特别对象推送功能、获取推送反馈信息的功能。支持通过清廉门户、医院官网、微信公众号、电子显示屏、公告栏、廉政文化墙、廉政文化长廊、清廉阵地等开展主题竞赛、讲座等宣传教育活动，使医院职工自觉做到知法、守法、依法办事。

第三节　清廉案例管理

一、清廉警示管理

获取、采集清廉警示片的资料，提供资料归档管理功能；提供资料查询检索功能；提供资料播放、浏览功能；提供警示资料推送功能、特别对象推送功能、获取推送反馈信息的功能；提供警示资料学习讨论及心得交流等互动功能。

警示资料包括且不限于廉政教育片、案例剖析会、现场警示会等，其中案例包括且不限于区域范围内典型警示案例、本单位典型警示案例等。提供阅读观看警示资料的统计及下载等功能，提供为调阅对象推送类似资料的功能。

二、清廉文化资源管理

获取及采集区域内清廉文化资源阵地、作品、名人、人才等资源，建立"清廉文化资源库"，提供清廉文化示范点评价、评选、点评功能。提供清廉文化资源归档管理功能、查询检索功能、播放浏览功能。

清廉文化资源包括且不限于国家推荐的医疗卫生行业先进集体、先进个人典型事例，区域内先进集体、先进个人典型事例，本单位先进集体、先进个人典型事例等。

拓宽清廉文化资源获取形式和范围，提供通过移动终端实时上传作品、名人、人才等信息的功能，提供实时上传先进集体、先进个人等信息的功能。可接受的上传形式为文本资料、图形图像资料、音频视频资料。

提供监管清廉文化资源的功能，既往文化资源的安全监管及防篡改、防非法拷贝的功能，提供有痕迹的查阅功能。

提供阅读观看清廉文化资料的统计及下载等功能，记录调阅对象的ID、性别、年龄、职业、职务、学历等资料。

第四节　廉洁文化和家风建设

廉洁文化建设包括廉洁文化产品管理、廉洁文化产品传播、家风园地建设、廉洁家风管理等内容。

一、廉洁文化产品管理

采集、获取各类廉洁文化产品，包括且不限于文稿、图形、图像、音频、视频等形式的廉洁文化产品；提供廉洁文化产品的投放、播出、浏览功能，提供廉洁文化产品归档管理功能、查询检索功能、调用管理功能。

二、廉洁文化产品传播

为廉洁文化产品传播渠道提供内容服务，提供与清廉门户、医院官网、微信公众号关联的功能，提供向电子显示屏、公告栏、廉政文化墙、廉政文化长廊、清廉阵地等新兴和传统媒体平台推送信息的功能，包括提供文字、图像、视频、音频等产品，通过清廉门户、医院官网、清廉阵地等线上线下平台的展示和宣传，实现清廉文化的传播；为清廉医院文化论坛、讲座、知识竞赛、朗诵比赛、征文、书画摄影、主题活动、文化宣讲团等活动提供服务；为构建医院内部杂志＋网站＋微信公众号＋视听产品的融媒体矩阵提供服务。有廉洁文化产品应用服务统计、评价、评分等功能。

三、家风园地建设

提供家风园地建设功能，提供"我的家""我的科室""青年之家""护士之家""运动之家"等各类家园的园地建设功能，提供各类家园的家风、家教、家训的上传及展示功能，提供各类家园成就及奖状、锦旗等上传及展示功能，提供各类家园图形、图像及音频、视频上传及展示功能。提供各类资料归档管理功能、查询检索功能。

四、廉洁家风管理

获取家风园地的建设及活动信息，提供廉洁家风的评价、评级功能；提供家风园地的建设及活跃度统计分析功能；提供廉洁家风主动推送功能、优秀案例主动推送功能及获取推送反馈信息的功能。

附　录

附录一：相关论文

一、社区卫生服务信息系统功能建模研究

许丹　胡盛清　董有方　陈敬晖

构建社区卫生服务信息系统是加强社区卫生服务监督管理、完善社区卫生服务考核评价制度、推进社区卫生服务标准化的有效手段。社区卫生服务的内容丰富，形式多样，其工作彼此交叉，信息相互融合，功能关系较为复杂，且运作模式和业务流程地区差异较大[1]，尚无统一标准。因此，理顺功能关系、厘清业务流程成为构建社区卫生服务信息系统的前提和基础，而功能建模是理顺功能关系的一个重要手段。我们针对社区卫生信息系统进行功能建模，可以从整体上把握系统的设计目标，从细节上明确系统的功能定义，从层次上理顺各功能之间的关系，从结构上描述系统内部的工作模式。

1. 功能建模原理

常用的有 UML（unified modeling language）建模[2] 和 IDEF（integration definition method）建模方法[3~5]。UML 采用对象建模技术，面向用例（use case），关注用例的属性和方法，描述对象间的交互关系和时序关系。IDEF

以结构化分析方法为基础，包含一系列模型方法。其中面向功能的设计模式是 IDEF0，其采用严格的自顶向下逐层分解的方式来构造模型，符合一般的设计规律，采用层次化的图形描述，有利于对功能结构的展示和功能关系的描述。本文以 IDEF0 模型为基础，提出了社区卫生服务信息系统功能建模方法。

1.1 IDEF0 模型原理

IDEF0 模型由一组层次图形构成。主要功能在顶层图说明，然后逐层分解，得到有明确范围的细节表示，每个模型在内部是完全一致的。图形的主要元素是盒子和箭头。盒子代表系统的活动（功能），一个盒子表示一个活动，对图形中的每个活动逐一进行分解，并用新的层次图形来显示它的细节，上层图与下层图形成父子关系图。将活动逐层分裂成更多的子活动，直到系统描述得足够细致（功能不可再分解）为止。箭头表示系统处理的数据约束，可以是具体的事物，也可以是抽象的信息。为了明确分解过程中数据和图形间的关系，采用结点号和 ICOM 码来进行标识。结点号标志图层或盒子在模型中的位置。图中的盒子按其约束关系从左上角到右下角成对角线排列，盒子结点号为父模块的结点号与盒子在本图中顺序号（按从上到下的顺序）的组合，中间以"."相隔，即"父编号.子编号.孙编号"，如"1.2.1"。活动图的所有结点号均用字母 A 开头，加上父图中被分解盒子的节点号。系统的内外关系图为 A–0（读作"A 减 0"）图，顶层图形为 A0 图。ICOM 码说明父子图中的箭头关系，I、C、O、M 分别表示来自父盒子的输入、控制、输出及机制，右边加数字表示父盒子上箭头的相对位置。"输入"表示该活动需要"消耗掉""用掉"或"变换成"输出的内容；"输出"是执行活动的结果；"控制"表示该活动所受的约束或进行变换的条件、工作依据；"机制"则是该活动赖以进行的基础或支撑条件

（"机制"通常为执行活动的人或设备，可统称为资源，在社区卫生服务信息系统功能模型中暂不考虑）。IDEF0 模型分解图例见图 1-1：（1）图（a）中 "W" 是盒子，"c、d" 是盒子 W 的输入，"e、f" 是盒子 W 的输出，"a、b" 是盒子 W 的约束条件，"g、h" 是盒子 W 的支撑条件；（2）图（a）中盒子 "W" 被分解为图（b）的 "X""Y""Z" 3 个子盒子，盒子右下角的编号为盒子的结点号；（3）图（a）中确定的输入、输出、控制和机制被分别接入图（b）中各个子盒子相应的位置，"abcdefgh" 代表各个箭头的名称；（4）图（b）中 ICOM 码的序号按箭头在父图（a）中的顺序从左至右、从上至下进行编号，如盒子 Y 的控制是 C1，表示它是父盒子 W 的第一个控制 a。

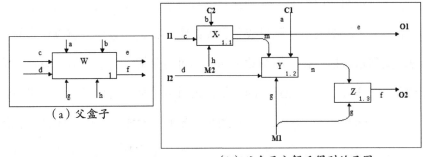

（a）父盒子　　　　　（b）父盒子分解后得到的子图

附图 1-1　IDEF0 模型分解图例

1.2 社区卫生服务信息系统功能建模的总体原则

（1）科学性：选择功能中包含的最主要的活动的属性或特征作为分类的依据。

（2）系统性：从系统工程角度出发，将功能中主要活动按事实上的排列顺序予以系统化，并形成一个合理的模型体系。

（3）概括性：尽可能包括社区卫生服务现有的和将来可能增加的功能需求。分类在反映功能和功能间的相互关系上保持完整性。

（4）扩展性：在设计功能结构时，留有适当的余地和相应的扩充方法，以便保证在增加新的功能时不至于打乱已建立的模型体系。

（5）兼容性：与有关标准协调一致。尽可能参照国家标准、行业规范和使用习惯。

（6）实用性：适合社区卫生服务信息系统的设计和开发模式，并综合考虑用户的实际使用需求。

1.3 功能指标筛选原则

（1）自上向下，政策驱动。以国家颁布的法律、法规或下发的文件、政策中所涉及的与社区卫生服务相关的要求作为功能选取的主要依据。

（2）自底向上，用户驱动。以社区卫生服务机构在实际工作当中必须要提供的服务作为功能选取的主要依据。

1.4 功能分解的原则

（1）功能独立：每个层次上的功能彼此不重复、不交叉，相互之间无隶属关系；（2）数据约束关系：同一层次上的功能彼此间存在较紧密的数据约束关系；（3）重复功能归并：在分解过程中，相似的功能需要归并，名称不同但输入、输出数据项重复的功能也应归并。

2. 社区卫生服务信息系统建模过程

2.1 社区卫生服务信息系统功能收集

（1）收集国家有关社区卫生服务建设的文件 45 个；（2）收集近 20 个省、自治区、直辖市的 300 多个社区卫生服务中心正在使用"社区卫生服务信息管理系统"软件所涵盖的功能；（3）深入上海、深圳、长沙、湘潭等市的国家社区卫生服务示范区进行实地调研。综合三方面资料，归纳整理出社区卫生服务信息系统功能。

2.2 社区卫生服务信息系统功能模型构建

（1）建立系统的内外关系图——A-0 图，即定义系统的内外关系，确定系统的边界，明确系统与环境的数据接口。

社区卫生服务信息系统是以提高社区卫生服务质量和管理水平为目标，对个人、家庭、社区信息进行管理的计算机信息管理系统。因此，我们按照提供服务和享受服务的不同对象将所有的信息分为服务机构综合信息（提供服务）、个人综合信息、社区综合信息（享受服务），通过计算机对信息的管理和运用，最终将生成包含个人健康档案、社区档案等综合信息的社区卫生服务信息和为各级行政主管部门和监督部门提供管理和决策依据的社区卫生服务综合管理信息。同时，在系统的应用和信息管理过程中必须遵守相关法律、法规和政策、文件要求。社区卫生服务信息系统内外关系解析见附图1-2。

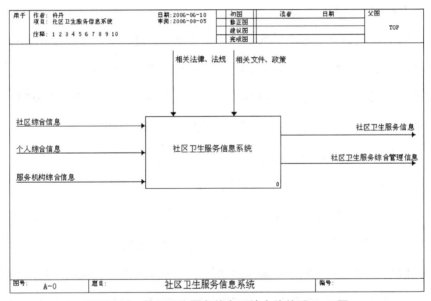

附图 1-2　社区卫生服务信息系统内外关系 A-0 图

（2）建立顶层的关系模型——A0 图

根据社区卫生服务的目的和工作内容以及各项工作的性质和相互之间的联系，我们将"社区卫生服务信息系统功能"分为"社区健康管理""社区公共卫生服务""社区基本医疗服务"和"社区综合管理"四大功能。"社区健康管理"的对象是家庭和个人，主要关注的是个人健康，是对个人及人群的健康危险因素进行全面管理的过程[6]。"社区公共卫生服务"以社区的公共卫生问题为重点，并对危险因素进行管理和监控。"社区基本医疗服务"以社区卫生服务机构为居民提供一般常见病和多发病的诊疗服务为重点，关注其诊疗过程。"社区综合管理"以社区卫生服务过程中产生的信息为重点，对其进行挖掘和利用。同时，A0 图中确立的输入 / 输出信息也被分配到每一个功能中，所有的功能通过"健康档案"实现数据的交互和共享，各功能相互间的关系见附图 1–3。

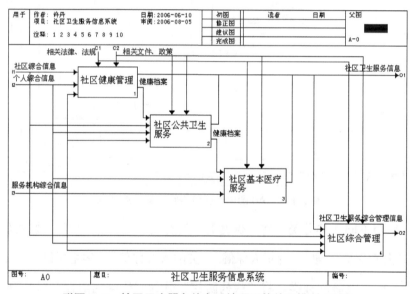

附图 1–3　社区卫生服务信息系统顶层的关系模型 A0 图

（3）建立各级子图：A0 图开始逐层分解，将图中的功能逐步细分，从而使最终的分解图成为能够直接实现的简单活动。

在四大功能的基础上，我们根据中央文件有关社区卫生服务"六位一体"的要求，国内有关行业分类标准及使用习惯，将"社区健康管理"分为"健康档案管理""保健管理""健康教育""康复管理""精神卫生管理""计划生育技术服务"六个子功能。将"社区公共卫生服务"分为"疾病防控""预防接种"和"突发公共卫生事件处置"三个子功能。将"社区基本医疗服务"分为"基本医疗服务""家庭医疗服务"两个子功能。将"社区综合管理"分为"社区诊断""社区卫生信息采集""统计与分析"三个子功能。其中"社区健康管理"的分解图见附图1-4。

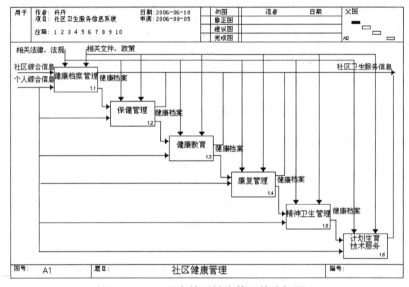

附图1-4　A0图中社区健康管理的分解图A1

按照不同人群分类，将"保健管理"分为"孕产妇管理""妇女病管理""儿童保健管理""老年人保健""贫困人群保健""学生保健"六个子功能。按照疾病的种类，将"疾病防控"分为"传染病防控""地方病防控""寄生虫病防控""慢性非传染性疾病防控"和"职业病防控"五个子功能。按照医疗业务过程，将"基本医疗服务"分为"常见病、多发病诊疗""门诊体检"和"转诊服务"三个子功能。按照家庭医疗服务内容，将"家庭医疗服务"分为"家庭出诊服务""家庭护理服务"和"家庭医疗服务契约"三个子功能。其中"保健管理"的分解图如附图1-5。

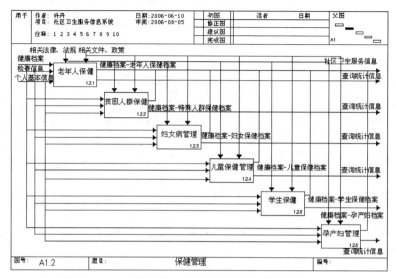

附图 1-5　A1 图中第二个活动保健管理的分解图 A1.2

进一步对各项功能进行分解，以"孕产妇管理"功能的分解为例：对"孕产妇管理"功能继续分解，得到"产检管理""分娩管理""产后管理"以及"系统维护"四个功能（见附图 1-6）。

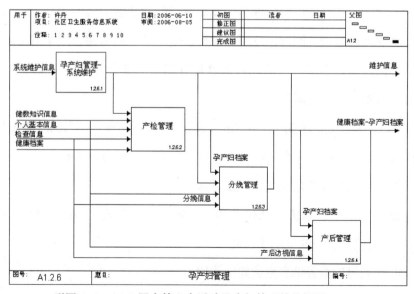

附图 1-6　A1.2 图中第六个活动孕产妇管理的分解图 A1.2.6

最终，"产检管理"被分解为"妊娠健康教育""孕妇建档""孕检信息录入""孕妇高危评分""孕妇干预建议"和"孕妇信息查询统计"六个可操作功能（见附图1-7）。

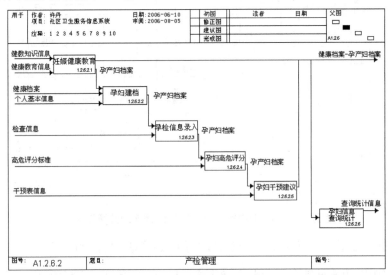

附图1-7　A1.2.6图中第二个活动产检管理的分解图A1.2.6.2

在分解的过程中，每个盒子所涵盖的功能范围越来越小，内容越来越单一，盒子的名称也由抽象的名词概念最终转化成具有实际操作含义的主谓短语或动词短语。同时，逐层分解不仅是对功能的分解，也是对输入输出信息的分解。上层图中的综合信息被分门别类地分解到各功能活动中，成为各功能对应的数据集。

（4）注释：每张图都附有相应的注释说明，以帮助理解图形的主要思想。如什么是孕妇建档、什么是产检管理、什么是访视预约公式等。

3.社区卫生服务信息系统建模结果

社区卫生信息系统功能模型建立，对系统功能进行多级分解，得到286个具有实际操作含义的子功能。

4.社区卫生服务信息系统建模作用

4.1　IDEF0采用的是结构化的分析方法，同时考虑活动、信息及接口条件，全面描述系统及系统中功能与数据流之间的联系，能使管理人员和信息技术人员对所规划的社区卫生服务信息系统功能有统一的、概括的、完整的认识，有利于信息系统功能框架的确立。

4.2　该模型采用的是严格的自顶向下逐层分解的方式，将一个复杂的系统分解成一些简单系统的集合。在分解过程中，粗略的概念被逐步细化，同时保证前后关系的一致性，使设计者能够明确每个功能的具体含义，理顺各功能之间的逻辑关系。功能模型设计思路清晰，层次分明，能够帮助我们发现重复、排除错误，快速有效地查漏补缺，使功能的概括尽可能全面和完整。

4.3　根据功能模型划分"功能单元"：所谓"功能单元"是指能够独立实现某一功能的"活动"或"活动的集合"。在信息系统的研发过程中，参照功能模型进行设计和开发，合理地划分"功能单元"，加强可重用"功能单元"的开发和类库建设，这样建立起的系统将更具灵活性和实用性。在实际应用中，只要社区卫生服务的工作内容不变，机构科室进行调整，人员分工发生变化时，设计人员只需要调整相关"功能单元"，就可以按照最终业务流程部署新的应用系统。

4.4　功能模型可与数据模型相关联：可以详细定义功能模型各活动的输入输出数据集（见附图1-8）。通过该方法，可以确定实现相关功能必要的数据集。特别是对于某一活动的输入来自其他某些活动的输出等那些需要相互关联的数据，功能模型能够帮助设计者对其进行分析和确立。明确哪些数据是现在必需的；哪些数据是现在不涉及但在后面的功能中需要用到，必须包含在同一个数据集的，从而减少漏项。同时，也可以保持数据的一致性，保持数据引用的前后一致性，既不会出现"无源之水"，也不会出现"无尾之鱼"，所有的数据都明了来源、处理过程和最终结果。

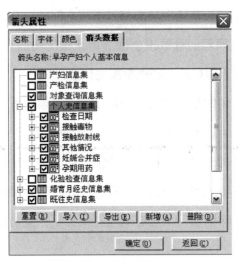

附图 1-8 箭头数据项设置

4.5 用于制订功能规范：笔者承担了"十一五"科技攻关项目"社区卫生信息技术标准研究"中"社区卫生服务信息系统功能规范"的研究。之前,我们参照已了解的功能需求草拟了一份《功能规范》,建立功能模型之后,按照模型进行设计和归纳，我们起草了新的《功能规范》。前后《功能规范》相比较，新规范对于功能的划分更为合理、精练，层次更加分明，模块之间的逻辑也更具有条理性。IDEF0 模型对各功能的输入输出进行严格控制，数据的来源和结果生成都非常清楚，不但定义明确，且能前后关联。因此我们的描述更加清晰，更具可读性，制订的功能规范也更具实用性和可操作性。

通过工作实践，我们认为 IDEF0 方法是一套非常适合社区卫生服务信息系统的功能建模设计方法,通过建立功能、数据和依据（相关法律、法规、政策、文件等）之间的内在联系,为系统的功能设计和数据分析提供 基础,同时对社区卫生信息系统功能标准化和数据标准化的建立有积极的作用。

参考文献（略）

（原载于《中国全科医学》2007 年第 21 期）

二、新型农村合作医疗住院补助方案的制定

董有方　刘可

制定补助方案是新型农村合作医疗管理中的一项重要工作，制定住院补助方案则更为重要。"合理确定补助的范围、医药费补助的起付线、封顶线和补助比例"[1]是制定住院补助方案时必须解决的问题。我们通过收集患病率、就诊率和医院住院费用等资料，估算出当年参加合作医疗农民的住院人次和费用，定出各级医院的补助预算，再通过住院费用频数分布表推算出当年各费用组的人数，计算和比较不同补助方法所需的补助费，并对起付线、封顶线等指标进行评价，最终选定出住院补助方案。现将情况介绍如下。

1. 方法

1.1 资料来源：某县两周患病率与就诊率的调查资料；当地三个乡卫生院、一个县级医院上一年出院病人的费用资料，一个市级医院上一年出院病人的费用资料。

1.2 统计不同级别医院上一年的住院费用情况；根据年住院人次和在各级医院的住院比例，测算当年参加合作医疗农民的住院费用。根据测算结果定出当年各级医院的住院补助预算。

1.3 编制住院病人的费用频数分布表[2]，计算各费用组的频率，推算出当年参加农村合作医疗的住院病人的频数，应用频数分布表来确定住院补助的起付线、止付线。

1.4 应用频数分布表计算常用补助方法的补助费，并进行比较。

1.5 观察住院费用上涨、起付线提高后，各方法的补助费变化情况。

1.6 采用不同的补助封顶线，各方法的补助费变化情况。

2. 结果和分析

2.1 根据两周患病率与就诊率的调查资料，该县人平均年住院0.06次，

在乡、县和县以上医院住院的人次比为4∶3∶1；不同级别医院上一年住院病人的费用情况见附表2-1。

附表2-1　不同级别医院上一年住院病人的费用情况

医院	平均住院（天）	最长住院（天）	次均费用（元）	日均费用（元）	次费用中位数（元）	次最高费用（元）
（1）	（2）	（3）	（4）	（5）	（6）	（7）
乡级医院	3.99	76	542	136	309	11257
县级医院	8.42	107	1648	196	1190	23917
市级医院	12.03	138	3164	263	2324	55737

当年参加新型农村合作医疗的农民为50万人，测算当年住院为3万人次、住院费用总额为3853万元；各级医院的住院人次及住院费用情况见附表2-2的（3）、（4）栏。根据筹资总额，该县当年可支付的住院补助费为1500万元，约为住院费用的40％。

住院补助有"不分级"和"分级"两种补助办法，"不分级"是指不论在哪级医院住院，均按统一的比例给予补助；"分级"是指在不同级别医院住院，按不同的比例给予补助。从附表2-2可知，乡级医院承担50％人次的住院工作量，但其费用只占全部住院费用的21％，如果住院补助不分级，乡级医院得到的补助最少，特别是设有起付线时，乡级医院因住院人数最多而被起付线"压下"的费用也将会最多，补助会更少。在这种情况下，住院补助"分级"有利于病人的合理分流，"以适应农民小病就近、大病择优的需求趋势，又有利于农村卫生资源的利用[3]"。将乡、县、县以上医院的补助比例分别设为45％、40％、35％时，乡级医院补助费会有所增加。采用"不分级"和"分级"进行补助后，不同级别医院应分配的补助费见附表2-2（5）～（10）栏。

附表 2-2　不同级别医院住院人次、医药费用和补助费分配情况

医院	次均费用（元）	年住院人次	年住院费（万元）	补助不分级			补助分级		
				补助比例	补助费（万元）	占总补助费	补助比例	补助费（万元）	占总补助费
（1）	（2）	（3）	（4）	（5）	（6）	（7）	（8）	（9）	（10）
乡级医院	542	15000	813	40%	325	21%	45%	366	24%
县级医院	1648	11250	1854	40%	742	48%	40%	742	49%
市级医院	3164	3750	1186	40%	474	31%	35%	415	27%
合计		30000	3853		1542	100%		1523	100%

根据当年住院补助费 1500 万元的预算。采用"分级"方法后，乡、县和县以上医院住院补助费的预算按 24%、49%、27% 计算分别为 360 万元、735 万元和 405 万元。

2.2　编制县级医院住院费用频数分布表，根据频数分布表计算出合作医疗的住院病人在各费用组的人次和住院费，详见附表 2-3。

附表 2-3　费用组的住院人次、住院费及分布频率

费用分组（元）	人次分布频率（%）	人次累计频率（%）	住院人次	住院费用（4）*组中值（元）	费用分布频率（%）	费用累计频率（%）
（1）	（2）	（3）	（4）	（5）	（6）	（7）
0—	0.09	0.09	10	500	0.0027	0.0027
100—	1.15	1.24	129	19350	0.1033	0.1060
200—	2.00	3.24	225	56250	0.3002	0.4062
300—	4.46	7.70	502	175700	0.9377	1.3439
400—	7.01	14.71	789	355050	1.8950	3.2389
500—	6.25	20.96	703	386650	2.0636	5.3025
600—	6.03	26.99	678	440700	2.3521	7.6546
700—	6.71	33.70	755	566250	3.0222	10.6768
800—	5.95	39.65	669	568650	3.0350	13.7118
900—	5.99	45.64	674	640300	3.4174	17.1292
1000—	18.68	64.32	2100	2625000	14.0035	31.1327
1500—	11.43	75.75	1286	2250500	12.0114	43.1441

（续表）

费用分组（元）	人次分布频率（%）	人次累计频率（%）	住院人次	住院费用（4）* 组中值（元）	费用分布频率（%）	费用累计频率（%）
2000—	7.39	83.14	831	1869750	9.9792	53.1233
2500—	4.16	87.30	468	1287000	6.8690	59.9923
3000—	3.06	90.36	344	1118000	5.9670	65.9593
3500—	2.46	92.82	277	1038750	5.5440	71.5033
4000—	1.53	94.35	172	731000	3.9015	75.4048
4500—	1.32	95.67	149	707750	3.7774	79.1822
5000—	1.49	97.16	168	924000	4.9316	84.1138
6000—	0.89	98.05	100	650000	3.4692	87.5830
7000—	0.76	98.81	86	645000	3.4425	91.0255
8000—	0.21	99.02	24	204000	1.0888	92.1143
9000—	0.17	99.19	19	180500	0.9634	93.0777
10000—	0.42	99.61	47	517000	2.7593	95.8370
12000—	0.04	99.65	5	65000	0.3469	96.1839
14000—	0.13	99.78	15	225000	1.2009	97.3848
16000—	0.09	99.87	10	170000	0.9073	98.2921
18000—	0.04	99.91	5	95000	0.5070	98.7991
20000—	0.09	100.00	10	225000	1.2009	100.000
合计	100.00	100.00	11250	18737650	0	100.000

根据附表2-3提供的资料，本着"照顾受益的广泛性"[4]的原则确定补助范围，将县级医院的起付线定为200元，即相当于日均住院费用，此时仅有1.24%住院病人未覆盖；将止付线定为2万元，即费用在2万元以上的病人只能按2万元来计算补助，所影响的人群不到1%。

根据附表2-3计算结果，当年县级医院住院病人的费用约为1873.77万元，预算的住院补助费约为735万元，由此计算出的整体补助比例约为40%。

按总补助比例为40%，我们对三种常用补助方法进行比较，这三种方法分别是"均补方法""递减方法""递增方法"，各方法的补助比例见附表2-4。

附表 2-4　各费用组各方法的补助比例

费用分组（元）	均补方法的补助比例	递减方法的补助比例	递增方法的补助比例
0 —	40％	50％	35％
1000 —	40％	45％	40％
2000 —	40％	40％	45％
3000 —	40％	35％	50％
5000 —	40％	30％	55％
10000 —	40％	25％	60％
15000 —	40％	25％	65％
20000 —	按 2 万元计算	按 2 万元计算	按 2 万元计算

附表 2-5　各费用组的住院人次、住院费用及各方法的补助费

费用分组（元）	组中值（元）	人次（次）	住院费用小计（元）	均补方法		递减方法		递增方法	
				组中值补助费（元）	补助费（元）	组中值补助费（元）	补助费（元）	组中值补助费（元）	补助费（元）
0 —	500	5134	2567000	120	616000	150	770100	105	539070
1000 —	1500	3385	5077500	520	1760217	635	2149458	470	1590933
2000 —	2500	1301	3252500	920	1196920	1070	1392070	885	1151385
3000 —	4000	942	3768000	1520	1431840	1630	1535460	1600	1507200
5000 —	7500	397	2977500	2920	1159230	2740	1087770	3465	1375605
10000 —	12500	66	825000	4920	324720	4125	272250	6330	417780
15000 —	17500	15	262500	6920	103800	5375	80624	9445	141673
20000 —	20000	10	200000	7920	79200	6000	60000	11070	110700
合计		11250	18930000		6671927		7347732		6834346

　　递减方法高出递增方法约 51.34 万元，是因为住院费用的频数为偏态分布，75％的住院病人的费用在 2000 元以下，递减方法的高比例补助正好补在了人数较多的这一端。

　　2.3 计算当住院费用比上年上涨 10％时,不同方法的补助费变化情况。结果见附表 2-6。

附表 2-6　各费用组的住院人次、住院费用及各方法的补助费

费用分组（元）	组中值（元）	人次（次）	住院费用小计（元）	均补方法		递减方法		递增方法	
				组中值补助费（元）	补助费（元）	组中值补助费（元）	补助费（元）	组中值补助费（元）	补助费（元）
0—	500	4542	2271000	120	545040	150	681300	105	476910
1000—	1500	3576	5364000	520	1859538	635	2270742	470	1680702
2000—	2500	1468	3670000	920	1350560	1070	1570760	885	1299180
3000—	4000	1052	4208000	1520	1599040	1630	1714760	1600	1683200
5000—	7500	502	3765000	2920	1465827	2740	1375467	3465	1739430
10000—	12500	72	900000	4920	354240	4125	297000	6330	455760
15000—	17500	28	490000	6920	193760	5375	150498	9445	264457
20000—	20000	10	200000	7920	79200	6000	60000	11070	110700
合计		11250	20868000		7447206		8120528		7710340

住院费用上涨10%时，递增方法的补助费增加12.8%，这是因为费用上涨后，高费用端的人次增加，而递增方法的高比例补助正好在高费用端。由于本文所指的"住院费用"均未剔除"自负"部分，而"自负"部分一般占住院费用的10%～30%，所以即使住院费用上涨，仍能保证当年735万元的住院补助预算不突破。

2.4　计算当起付线提高到300元时，不同方法的补助费变化情况。结果见附表2-7。

附表 2-7　各费用组的住院人次、住院费用及各方法的补助费

费用分组（元）	组中值（元）	人次（次）	住院费用小计（元）	均补方法		递减方法		递增方法	
				组中值补助费（元）	补助费（元）	组中值补助费（元）	补助费（元）	组中值补助费（元）	补助费（元）
0—	500	5134	2567000	80	410720	100	513400	70	359380
1000—	1500	3385	5077500	480	1624800	590	1997133	430	1455567
2000—	2500	1301	3252500	880	1144880	1030	1340030	840	1092840
3000—	4000	942	3768000	1480	1394160	1595	1502490	1550	1460100
5000—	7500	397	2977500	2880	1143360	2710	1075860	3410	1353780
10000—	12500	66	825000	4880	322080	4100	270600	6270	413820
15000—	17500	15	262500	6880	103199	5350	80248	9380	140700
20000—	20000	10	200000	7880	78800	5975	59750	11005	110050
合计		11250	18930000		6221999		6839512		6386237

起付线增加到 300 元时，均补、递减和递增三方法分别减少补助费 6.7％、6.9％、6.6％。此减少是通过两种途径实现的：一是减少覆盖面，二是增加自负费用。起付线超过 200 元后，每提高 100 元将减少 5％～7％ 的覆盖面，使 500～700 人享受不到补助，而这部分人所得到的补助费所占比例很小（人均仅几十元）；因住院病人只占参加合作医疗人群的 6％，如果起付线设置过高，"大多数农户多年不能受益而影响了继续参加的积极性"[5]，这对巩固合作医疗制度不利。而增加自负费用还有别的方法，因此不宜用起付线来减少补助费。起付线在此处的作用应是将"可住院也可不住院"的病人划为门诊病人，因此住院补助的起付线以一天的住院费用为宜。

2.5　计算不同封顶线对补助费的影响：县级医院住院费用的中位数为 1190 元，为便于计算，取值为 1000 元，以中位数的 2～10 倍作为封顶线，各方法补助费的变化见附表 2-8。

附表 2-8　顶线对各方法的总补助费用的影响

补助费封顶线（元）	均补方法			递减方法			递增方法		
	应补助（万元）	减少（万元）	减幅（％）	应补助（万元）	减少（万元）	减幅（％）	应补助（万元）	减少（万元）	减幅（％）
无	667.21			734.79			683.45		
10000	667.21	0	0	734.79	0	0	682.38	1.07	0.16
8000	667.21	0	0	734.79	0	0	678.21	5.24	0.77
6000	663.91	3.30	0.49	734.79	0	0	671.03	12.42	1.82
5000	661.41	5.80	0.87	733.23	1.56	0.21	661.93	21.52	3.15
4000	652.84	14.37	2.15	729.90	4.89	0.67	652.83	30.62	4.48
3000	643.74	23.47	3.52	720.80	13.99	1.90	625.27	58.18	8.51
2000	598.12	69.10	10.36	682.32	52.46	7.14	576.47	106.98	15.65

封顶线对不同补助方法的影响不同，以递增方法所受影响为最大。补助比例在 40％ 时，封顶线为住院费用中位数的 2 倍时（2000 元），可使均补、递减和递增三方法分别减少约 10％、7％、16％。封顶线为中位数的 5 倍

时（5000 元）对控制补助费用作用已不大，因补助费达 5000 元时，医疗费已在 1 万元左右，这类人群只占住院总人数 5% 左右。

2.6 经分析比较，县级医院的补助方案定为：起付线 200 元，止付线 2 万元，采用"递增方法"，不设封顶线。按照上述办法对乡级医院和县级以上医院的住院补助方法进行了计算和比较，最终选定的各级医院的住院补助方案见附表 2-9；所有补助都不设封顶线，但都有止付线。

附表 2-9　最终选定的住院补助方案

费用分组（元）	乡级医院的住院补助方案	县级医院的住院补助方案	县以上医院的住院补助方案
起付线	100 元	200 元	300 元
0 —	40%	35%	20%
500 —	45%	35%	20%
1000 —	50%	40%	25%
2000 —	55%	45%	30%
3000 —	60%	50%	35%
5000 —	65%	55%	40%
10000 —	按 1 万元计算	60%	45%
15000 —		65%	45%
20000 —		按 2 万元计算	50%
30000 —			按 3 万元计算

3. 讨论

3.1 目前测算医疗服务的需求通常采用的是二周患病率与就诊率指标[6]，此方法测算出的是一年中的医疗需求总量，一般用于推算整体的补助比例。在此基础上，应用住院费用的频数分布表可帮助了解住院费用的分布特征，帮助确定补助的范围、各费用段的补助比例、补助的起付线、止付线和封顶线，还可用于比较不同方法的补助效果。对制定住院补助方案是有积极作用的。

为了解住院费用的分布特征，频数表的分组可细一些；而用于评价补助方法时，分组要与实际应用相接近，不宜太细。受分组组距影响，文中个别数据出现差别，但不影响结论。

3.2　在乡级医院的住院费用所占比例偏低时，采用"分级"的办法对不同级别医院给予不同比例住院补助，有利于发挥基层医疗单位的作用、有利于病人的合理分流。

3.3　住院病人对参加合作医疗的群体而言已是少数，因此住院补助的受益面宜宽不宜窄，减少住院补助费可通过遴选补助和调整补助比例等方法来实现。因此住院补助的起付线以一天的住院费用为宜。

3.4　"递增方法"符合"坚持大额医疗费用补助为主[7]"的原则。如费用为 12500 元的病人，按均补方法可补助 4920 元，按递减方法只可补助 4120 元，按递增方法则可补助 6330 元。虽然递减方法与递增方法的补助总额与均补方法相近，但递增方法的宣传效果较好，易获民心；递减方法称"一万元以上补助 25％"，但总的补助比例已达 33％；递增方法称"一万元以上补助 60％"，而总的补助比例尚为 51％。

3.5　住院补助比例平均为 40％、补助封顶线是住院费用中位数的两倍时，封顶线对控制补助费有作用；为中位数的 5 倍时对控制补助费用作用已不大；建议用止付线来控制补助费的上限。

参考文献（略）

（原载于《中国卫生事业管理》2003 年第 11 期）

三、新型农村合作医疗基金预警系统的建立与应用

董有方　刘可

在新型农村合作医疗的管理工作中，为防止农村合作医疗基金超支或过多结余，建立基金预警系统是非常有必要的。预警系统的建立包括收集农民患病情况、就医情况和医药费用情况等资料，进行费用测算和基金划分，生成基金支付计划，收集基金使用情况的资料，参照支付计划进行基金预警，分析超支原因和提供基金调控建议等内容。现将预警系统的建立过程和应用介绍如下。

1. 费用测算：调查当地农民的总人数、人均在各级医疗机构的年住院次，推算出当年参加合作医疗的农民在各级医疗机构的住院人次；调查当地各级医疗机构上一年度出院病人的出院月份、住院天数和住院费用，计算上一年度人均住院天数、次均住院费、各月份出院人次构成比和住院费用构成比，估算出当年参加合作医疗农民各月份在各级医疗机构将发生的出院人次和住院费用。

2. 合作医疗基金的划分："合作医疗基金主要补助参加新型农村合作医疗农民的大额医疗费用或住院医疗费用。有条件的地方，可实行大额医疗费用补助与小额医疗费用补助结合的办法，既提高抗风险能力又兼顾农民受益面"[1]；如果基金仅用于补助大额医疗费用或住院医疗费用，会因为受益面小，大多数农户多年未能受益而影响了继续参加的积极性[2]。为此我们依用途将基金划分为三部分，一是由个人自主支配、主要用于门诊补助的"家庭账户"，二是用于住院补助的"住院账户"，三是用于非住院治疗大病的补助和特高费用疾病救助的"医疗救助账户"。各部分所占比重的多少视实际情况而定。一般将"家庭账户"控制在总基金的10％～30％；"医疗救助账户"的基金一般来源于集体企业和个人的捐助，

占总基金的 5%；余下为"住院账户"约占 70% ～ 80%。

3. 住院账户的进一步细分：农民住院的医疗机构大致可分为乡、县和县以上三个级别。为充分发挥各级医疗机构的作用，对不同级别的医疗机构可采用不同的补助标准，"以适应农民小病就近、大病择优的需求趋势，又有利于农村卫生资源的利用"[3]。因此需要对住院账户做进一步细分，将其分为乡住院补助、县住院补助和县以上住院补助三部分。细分的办法有两种：一是不同级别设置不同的补助比例，用该级医疗机构当年将发生的参加合作医疗农民的住院费乘以补助比例，即为此级医疗机构当年的住院补助费；二是人为划定，将住院补助总额按一定比例划分为乡、县、县以上三部分。

4. 基金支付计划的产生：合作医疗基金中"家庭账户"由个人支配，一般不存在盈亏问题，"医疗救助账户"要到年底视情支付，也无风险，所以基金支付计划主要为住院补助支付计划。用各月份住院费用构成比乘以当年住院补助费，即为各月份的补助支付计划。如果住院补助已细分成若干部分，则进一步计算出各部分各月份的补助支付计划。

5. 基金使用情况的资料收集和预警：制定统一的报表，收集各医疗单位每月的门诊人次、门诊费用、出院人次、住院天数、住院费用和补助费支付情况；对这些资料进行统计汇总，计算出各级各单位的人次费用、人日费用等，将补助支付情况与支付计划进行对照，如果支付的补助费超出事先设定的报警值（建议此值设定为 ±5%）时，即予"报警"。

预警系统捕获到的"超支和过多节余"信息是一个月内的信息，如果能及时查出原因并进行调控，可大大降低基金的风险。分析超支原因的步骤为：先查出相关信息，即是各级医疗机构的补助同时超支还是只某一级的补助超支，是各个医疗单位的补助同时超支还是只几个单位的补助超支，是住院的总人次增加还是人均费用增加，是医药费的增加还是只补助费增加等；然后根据需要，列出有关医疗单位的名单和费用情况。这一过程借助计算机能很快完成。

6. 建立预警系统的一个实例

6.1 某县当年参加合作医疗的农民 50 万人，人均年住院 0.06 次，在乡、县和县以上医疗机构的住院比例分别为 4∶3∶1；上年度各级医疗机构的人均住院日、次均住院费用见表 3-1 的（2）（3）栏；估算当年参加合作医疗农民在各级医疗机构的住院人次和住院费用见附表 3-1（4）（5）栏。

附表 3-1　各级医疗机构上年住院情况和估算的当年住院人次与费用

医院	上年人均住院日（天）	上年次均费用（元）	当年住院人次	当年住院医药费（万元）
（1）	（2）	（3）	（4）	（5）
乡级医院	4.00	542	15000	813
县级医院	8.40	1648	11250	1854
市级医院	12.00	3164	3750	1186
合计			30000	3853

该县各月份出院人数的构成比和住院费用的构成比见附图 3-1。

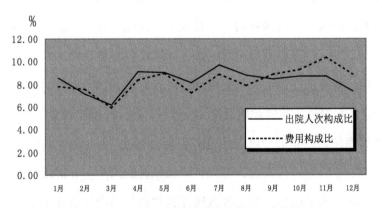

附图 3-1　1-12 月出院人数的构成比和住院费用的构成比

从图可见，出院病人与住院费用的构成比是较接近的，但 10、11、12 月份的费用构成比高于人次构成比，可能与出院病人的病种有关。正是由于次均住院费有月间波动，因此在建立预警系统时不宜用全年平均的次费用来估算各月份的住院费。

6.2 该县共筹集合作医疗基金 2000 万元，基金划分为三部分：家庭账户占 20% 为 400 万元，医疗救助账户占 5% 为 100 万元，余下 1500 万元作为住院账户。根据附表 3-1 资料，当年参加合作医疗农民的住院医药费为 3853 万元，住院补助的支付比例约为 40%。

6.3 住院账户的细分：拟定三种住院补助支付方案，分别是"各级医疗机构均按 40% 支付住院补助""乡、县、县以上医疗机构分别按 50%、40%、30% 支付住院补助"以及"三级医疗机构按 2：3：1 划分补助费"。三种方案的费用分配结果见附表 3-2。

附表 3-2　不同级别医院的住院费和将获住院补助费的情况

医院	次均费用（元）	年住院人次	年住院费（万元）	均按 40% 支付住院补助		分别按 50%、40%、30% 支付住院补助		按 2：3：1 划分补助费	
				补助费（万元）	占总补助费	补助费（万元）	占总补助费	补助费（万元）	占总补助费
（1）	（2）	（3）	（4）	（5）	（6）	（7）	（7）	（8）	（8）
乡级医院	542	15000	813	325	21%	407	27%	500	33%
县级医院	1648	11250	1854	742	48%	742	49%	750	50%
市级医院	3164	3750	1186	474	31%	356	24%	250	17%
合计		30000	3853	1542	100%	1505	100%	1500	100%

从附表 3-2 可知，乡级医疗单位的住院人数占 50%，而住院费用仅占 21%；如果设有起付线时，乡级医疗机构的住院人数最多，被起付线压下的费用也将会最多。为合理分流病人，该县拟采用"乡、县、县以上医疗机构分别按 50%、40%、30% 支付住院补助"方案，住院账户细分为乡、县、县以上三部分，微调整后分别为 407 万元、742 万元和 356 万元，合计 1505 万元。

6.4 根据上一年度各月份住院人次构成比和住院费用的构成比，计算参加合作医疗农民当年各月份在各级医疗机构的出院人次、住院费用和所需补助费，结果见附表3-3。

附表3-3　各月份各级医疗单位的出院人次、住院费用和所需补助费

月份	出院人次构成比（％）	住院费用构成比（％）	全县合计			乡镇医疗单位			县级医疗单位			县以上医疗单位		
			出院人次	住院费用（元）	补助费（元）	出院人次	住院费用（元）	补助费（元）	出院人次	住院费用（元）	补助费（元）	出院人次	住院费用（元）	补助费（元）
（1）	（2）	（3）	（4）	（5）	（6）	（7）	（8）	（9）	（10）	（11）	（12）	（13）	（14）	（15）
1	8.56	7.81	2568	300.93	117.15	1284	63.50	31.63	963	144.8	57.79	321	92.63	27.73
2	7.12	7.57	2136	291.67	113.55	1068	61.54	30.66	801	140.35	56.02	267	89.78	26.87
3	6.19	5.90	1857	227.33	88.51	929	47.97	23.90	696	109.39	43.66	232	69.97	20.95
4	9.12	8.40	2736	323.65	126.00	1368	68.29	34.02	1026	155.74	62.16	342	99.62	29.82
5	9.06	8.92	2718	343.69	133.81	1359	72.52	36.13	1019	165.38	66.01	340	105.79	31.67
6	8.17	7.24	2451	278.96	108.60	1226	58.86	29.32	919	134.23	53.58	306	85.87	25.70
7	9.68	8.91	2903	343.30	133.65	1451	72.44	36.09	1089	165.19	65.93	363	105.67	31.63
8	8.81	7.89	2643	304.01	118.35	1322	64.15	31.95	991	146.28	58.39	330	93.58	28.01
9	8.49	8.84	2547	340.60	132.60	1274	71.87	35.80	955	163.89	65.42	318	104.84	31.38
10	8.68	9.26	2605	357.18	139.05	1302	75.37	37.54	977	171.87	68.60	326	109.94	32.91
11	8.73	10.38	2619	400.33	155.85	1310	84.47	42.08	982	192.63	76.89	327	123.23	36.88
12	7.39	8.88	2217	342.15	133.19	1109	72.19	35.96	831	164.64	65.71	277	105.32	31.52
合计	100.00	100.00	30000	3853.80	1500.31	15002	813.17	405.08	11249	1854.39	740.16	3749	1186.24	355.07

附表3-3的（6）（9）（12）（15）栏即为当年各月份住院补助的支付计划。

6.5 定点医疗单位月报表的格式见附表3-4、附表3-5；合作医疗管理机构住院补助支付计划和使用情况汇总表的格式见附表3-6：

附表3-4　门诊情况与补助情况月报表

医疗单位名称	医疗机构级别	门诊情况		补助情况		
		人次	医疗费用	人次	医疗费用	补助费

附表3-5　住院情况与补助情况月报表

医疗单位名称	医疗机构级别	住院情况			补助情况				
		人次	住院天数	医药费用	享受补助的人次	住院天数	医药费用	扣除自负部分后的费用	实际补助费

附表3-6　各级医疗机构住院补助支付计划和使用情况汇总表

医疗机构级别	支付计划			实际使用情况						基金盈亏（4～8）/4×100%
	出院人次	住院费用	补助费	出院人次	住院天数	住院总费用	实际补助费用	日均补助费用	次均补助费用	
（1）	（2）	（3）	（4）	（5）	（6）	（7）	（8）	（9）	（10）	（11）
乡级										
县级										
县以上										
合计										

至此，建立预警系统的工作已完成，预警工作即可进行。预警系统所收集的资料既可用来预警和分析当年的费用情况，又是明年费用测算的依据。

7. 基金的调控问题：补助方案一旦公布后，任何修改补助方案降低农民补助费的做法都会失信于民，绝不可取。当预警系统发出超支"报警"后，合作医疗管理机构应该采取有效的调控措施，一方面可考虑调用"医疗救助账户"的基金，另一方面可考虑与定点的医疗机构合作，通过控制补助人次、次均补助费和日均补助费来遏止补助费的上涨势头。控制补助人次主要是认真做好住院原因的甄别，将某些不能享受合作医疗补助的疾病，如交通事故、打架斗殴、自杀、犯罪行为、酒后闹事等剔除，这类情况约占医疗机构住院病人的五分之一；控制次均补助费和日均补助费主要是做好自负费用的审查、单病种限额的审查等工作。

疾病的治疗一般都有多个方案可选，从理论上讲医药费用的调控空间是比较大的，但需要医疗单位的配合。因此有学者提议住院补助费按"平均住院天数、平均住院日费用"付费，让医疗机构分担风险[4]；因新型农村合作制度关系到农民、医疗机构和合作医疗管理部门三者的共同利益，"合作医疗基金会与提供者的关系不仅仅是服务的买卖关系，或监督与被监督的关系，更重要的应该是合作伙伴关系。"[5] 因此，只有说服医疗机构负责任地参与进来，合作医疗基金才能实现有效的调控。

参考文献（略）

（原载于《中国农村卫生事业管理》2004 年第 3 期）

四、新农合定点医院的医药费用监管

董有方　许丹

加强定点医院的医药费用监管是新农合制度健康持续发展的重要保证。原卫生部办公厅《关于加强新型农村合作医疗定点医疗机构医药费用管理的若干意见》中要求"定点医疗机构要严格控制参合农民自费药品、自费检查项目的使用，自付医药费用占总医药费用的比例应控制在合理范围内"。"严格遵循用药规定，合理检查，合理用药，杜绝乱检查、大处方行为。""有条件的地方，应逐步实施县级合作医疗经办机构与定点医疗机构计算机联网，对参合人员检查、用药、医疗费用情况等实施监控。"[1] 2009 年 7 月原卫生部等五部局下发的《关于巩固和发展新型农村合作医疗制度的意见》中也要求"对定点医疗机构的检查、用药等行为进行严格监管，合理控制药品费用和大型设备检查"。[2] 监管的目的是要实现合理检查、合理用药、合理治疗和控制医药费用的不合理增长。为实现这"三个合理"和"一个控制"，各地都制定有《新型农村合作医疗基本药物目录》《新型农村合作医疗诊疗项目目录》和《新型农村合作医疗医用材料目录》（简称：

三目录），列入"三目录"中的项目一般都是安全有效经济的项目，也是合作医疗给予补偿报销的项目。"三目录"中项目的费用称为"可报费用"，"可报费用"占医药总费用的比例称为"可报比例"，一般认为"可报比例"高则"三个合理"的程度也高，农民个人的自付费用低、所得补偿的水平也高。监管就是对比分析医药总费用和可报费用是否在正常范围内，检查费、药品费和治疗费的构成比例是否合理，可报比例是否合理，病人的日平均费用、次平均费用是否接近去年的水平或全省的平均水平，病人的检查费、药品费、治疗费、材料费的构成是否接近同类疾病的平均水平或同类医院的平均水平等，通过这些对比分析来进行监管监控。

定点医院医药费用的数据量非常大，监管分析中既要宏观的汇总分类指标，又要微观的明细数据，既要从底向上逐级汇总信息、又要从粗到细逐级展开数据，因此医药费用的监管必须借助计算机来完成。医药费用的计算机监管包括项目匹配、多级数据表组织、信息展示三个步骤，各步骤实现过程如下。

1. 项目匹配

医药费用清单是医院必须提供给病人的凭证之一，基本格式见附表4-1。

附表 4-1　医药费用清单表

单位	科室	住院号	处方日期时间	项目名称	规格	单价（元）	数量	金额（元）
一医院	内科	200903280016	20090406	阿莫西林片	0.25	0.22	6	1.32
一医院	内科	200903280016	20090406	床位费	—	18.00	1	18.00
一医院	内科	200903280016	20090407	阿莫西林片	0.25	0.22	6	1.32
一医院	内科	200903280016	20090407	床位费	—	18.00	1	18.00
一医院	内科	200903280016	20090408	床位费	—	18.00	1	18.00
	......							

费用清单是医药费用的最小数据单元，实时性强、可信度高。项目匹配就是确认医药费用清单表中每个项目是否为"三目录"中的项目、其可

报比例是多少、项目类别（如药品费、检查费等）如何。这是监管医药费用的基础工作。项目匹配有多种实现途径，本文介绍用"项目名称"的汉字作为关键字、通过计算机"知识积累"逐步实现自动匹配的方法，此方法基本不需要修改医院信息系统（hospital information system，HIS），能灵活应对医院药品等项目的经常变化，方便计算机自动处理。项目匹配包括建基础表、选匹配记录、项目汇总、匹配、写入匹配结果五个步骤。

1.1 建基础表：建两个基础表，一个是《医药项目标准名称表》，基本格式见附表4-2。将"三目录"存放在这个表中，该表中还应存放数条名称为"不能补偿"的记录。

附表4-2　医药项目标准名称表

项目编码	项目类别	标准名称	可报比例（%）
001010101	抗菌药	阿莫西林	100
……			
110900001	治疗费	普通病房床位费	80
……			
999999991	抗菌药	不能补偿	0
999999992	其他药	不能补偿	0
999999993	检查费	不能补偿	0
999999994	治疗费	不能补偿	0
……			

"三目录"中的一个项目往往对应HIS中多个具体的项目名称，比如《新型农村合作医疗基本药物目录》中"阿莫西林"是一个可报比例为100%的药品，HIS中的"阿莫西林片剂""阿莫西林胶囊""阿莫西林颗粒""阿莫西林注射剂"等多个药品名称都对应这个"阿莫西林"，其可报比例都是100%，所以还应建一个基础表用来存放HIS中使用的项目名称，此表即《医药项目HIS名称表》，基本格式见附表4-3。

附表 4-3　医药项目 HIS 名称表

项目名称	项目编码	项目类别	可报比例（%）	确认日期	确认人
阿莫西林片	001010101	抗菌药	100		
阿莫西林胶囊	001010101	抗菌药	100		
阿莫西林颗粒	001010101	抗菌药	100		
阿莫西林注射液	001010101	抗菌药	100		
	……				
床位费	110900001	治疗费	80		
	……				

《医药项目 HIS 名称表》通过"项目编码"与《医药项目标准名称表》关联,《医药项目标准名称表》中的一条记录可对应《医药项目 HIS 名称表》中的多条记录。软件启用前,《医药项目 HIS 名称表》中的记录可以全部来源于《医药项目标准名称表》。

1.2 选匹配记录:从《医药费用清单表》中选定一批记录作为本次匹配的对象, 选定的可以是某个病人的清单, 也可以是一个医院一批病人的清单或多个医院病人的清单（县级合作医疗经办机构使用时）。

1.3 项目汇总:将《医药费用清单表》按"项目名称"这个字符字段汇总、生成《医药费用项目汇总表》(基本格式见附表 4-4)。HIS 中的一个"项目名称"是《医药费用项目汇总表》中的一条记录。

附表 4-4　医药费用项目汇总表

项目编码	项目类别	可报比例（%）	项目名称	规格	单价（元）	数量	金额（元）
			阿莫西林片	0.25	0.22	12	2.64
			床位费	—	18.00	3	54.00
			……				

1.4 匹配:取《医药费用项目汇总表》中的一个项目名称, 查找《医药项目 HIS 名称表》中的"项目名称", 看是否有能与之匹配的, 其结果有三:一是有一个"项目名称"与之完全匹配, 二是有一个或多个"项目名称"与之模糊匹配, 三是没有"项目名称"与之匹配。如果是第一种情况,

将《医药项目 HIS 名称表》中该记录"项目编码""项目类别""可报比例"的值赋给《医药费用项目汇总表》对应记录的字段，并显示结果。

如果是第二种情况，如"阿莫西林片剂"能与"阿莫西林"模糊匹配、"CT"能与"X 线计算机体层（CT）平扫"模糊匹配，则列出与其模糊匹配的所有"项目名称"，由操作者来确认应与其中的哪一个匹配，确认后将《医药费用项目汇总表》中的这一"项目名称"添加到《医药项目 HIS 名称表》中，并对新记录的"项目编码""项目类别""可报比例""确认日期""确认人"等字段赋值，然后将《医药项目 HIS 名称表》中该记录"项目编码""项目类别""可报比例"的值赋给《医药费用项目汇总表》对应记录的字段。

如果是第三种情况，操作者则从《医药项目标准名称表》中选取一条与其对应的记录，将《医药费用项目汇总表》中的这一"项目名称"添加到《医药项目 HIS 名称表》中，将《医药项目标准名称表》的"项目编码""项目类别""可报比例"的值赋给新记录，并对"确认日期""确认人"字段赋值，然后将《医药项目 HIS 名称表》中该记录"项目编码""项目类别""可报比例"的值赋给到《医药费用项目汇总表》对应记录的字段。

对《医药费用项目汇总表》中的所有记录逐一进行以上操作，结果见附表 4-5。

附表 4-5　医药费用项目汇总表

项目编码	项目类别	可报比例（%）	项目名称	规格	单价（元）	数量	金额（元）
001010101	抗菌药	100	阿莫西林片	0.25	0.22	12	2.64
110900001	治疗费	80	床位费	–	18.00	3	54.00
			………				

1.5 写入匹配结果：将《医药费用项目汇总表》中的"项目编码""项目类别""可报比例"写入《医药费用清单表》中对应记录的字段（见附表 4-6），并计算"可报费用"，项目匹配工作完成。

附表 4-6　医药费用清单表

单位	科室	住院号	处方日期时间	项目名称	规格	单价（元）	数量	金额（元）	项目编码	项目类别	可报比例（%）	可报费用（元）
一医院	内科	200903280016	20090406	阿莫西林片	0.25	0.22	6	1.32	001010101	抗菌药	100	1.32
一医院	内科	200903280016	20090406	床位费	—	18.00	1	18.00	110900001	治疗费	80	14.40
一医院	内科	200903280016	20090407	阿莫西林片	0.25	0.22	6	1.32	001010101	抗菌药	100	1.32
一医院	内科	200903280016	20090407	床位费	—	18.00	1	18.00	110900001	治疗费	80	14.40
一医院	内科	200903280016	20090408	床位费	—	18.00	1	18.00	110900001	治疗费	80	14.40
		......										

这种匹配方法在刚启用时"没有'项目名称'与之匹配"的情况较多，但随着时间推移，《医药项目 HIS 名称表》中的记录会不断增加，计算机积累的"匹配知识"也在不断增加，"完全匹配"的项目也会越来越多，工作效率将大大提高。为方便使用，这一"匹配"功能可嵌入合作医疗管理软件中，也可以嵌入 HIS 中。

2. 多级数据表的组织

项目匹配完成后即可组织多级数据表，由《医药费用清单表》和病人基本情况信息生成《医药费用明细表》（基本格式见附表 4-12），由《医药费用明细表》汇总生成《医药费用项目汇总表》（基本格式见附表 4-10），由《医药费用项目汇总表》汇总生成《病人医药费用分类表》（基本格式见附表 4-9），再由《病人医药费用分类表》汇总生成《医院医药费用分类表》（基本格式见附表 4-7），这些一级一级汇总出的表格及数据保存在计算机中，供信息展示调用。

3. 信息展示

信息展示是医药费用监管与分析的主要手段，是将各级数据表和有关数据进行组合，将重要指标和数据与对应的表格链接，简便快捷地从不同角度展示监管所需要的各类信息。信息展示从顶向下可分为四层，分别为医院层、病人层、项目层和明细层，展示形式如下。

3.1 医院层：展示各医院的医药费用情况，以进行医院层面的监管。基础数据是各定点医院的医药费用明细，展示形式见附表4-7，表的一行是一个医院的信息。选定的起止日期可以是昨日、本周、本月，也可以是其他某段时间；为便于逐日对比和及时发现某一医院的突发违纪行为，默认"昨日"为宜。表中数据可按选定的列进行排序，如按"日均费用"排降序能将费用高的医院排到前面，按"可报比例"排升序能将可报比例低的医院排到前面。

附表4-7 ××县各医院医药费用分类表

单位	病人数	总费用（元）	人日均费用（元）	可报比例（%）	各类费用占总费用比例（%）					各类费用的可报比例（%）				
					检查费	抗菌药	其他药	治疗费	材料费	检查费	抗菌药	其他药	治疗费	材料费
合计														
一医院														
二医院														
中医院														
……														

起止日期：　　年　　月　　日——　　年　　月　　日

当发现某一医院的某些指标异常时，可调出该医院既往的数据进行分析，常用的是逐日对比分析、逐周（月）对比分析，对比分析表内容见附表4-8。

附表4-8 ××县××医院逐日医药费用分类表

日期	病人数	总费用（元）	人日均费用（元）	可报比例（%）	各类费用占总费用比例（%）					各类费用的可报比例（%）				
					检查费	抗菌药	其他药	治疗费	材料费	检查费	抗菌药	其他药	治疗费	材料费
昨日（1月9日）														
1月8日														
1月7日														
1月6日														
……														

附表4-8的一行是某医院一天的医药费用，这种对比能及时发现集中开某一种药（可能是回扣比较高的药）、集中开某一检查的行为。适合病人比较多的医院（如县人民医院）。对病人较少的医院（如中心卫生院、乡镇卫生院）可按周统计或按月统计。

3.2 病人层：展示一个个病人的医药费用情况，以进行病人层面的监管。基础数据是各定点医院病人的基本情况和医药费用明细，展示形式见附表4-9，表的一行是一个病人的信息。选定的范围可以是"全县"，也可以是某医院。如果选定的范围为"全县"，即展示全县范围内每个病人的医药费用情况，按"总费用"进行排序后可了解全县费用最高的病人是在哪些医院。选定的起止日期可以是昨日、本周、本月，也可以是其他某段时间。

附表 4-9　××县病人医药费用分类表

姓名	医院	总费用（元）	人日均费用（元）	可报比例（%）	各类费用占总费用比例（%）					各类费用的可报比例（%）				
					检查费	抗菌药	其他药	治疗费	材料费	检查费	抗菌药	其他药	治疗费	材料费
合计	－													
张三	一医院													
张四	一医院													
……														

起止日期：　　年　月　日——　　年　月　日

3.3 项目层：展示各个项目的情况，以进行项目层面的监管。基础数据是各定点医院的医药费用明细，展示形式见附表4-10，表的一行是一个项目的信息。选定的范围可以是"全县"，也可以是某医院。如果选定的范围为"全县"，即展示全县病人每个药品的品种、每个医疗服务项目和各个医用材料的情况。表中数据可按选定的列进行排序。如按"金额"排降序能将费用最高的项目排到前面，以了解哪些项目花费最多；按"可报费用"排降序能将可报费用最高的项目排到前面，以了解可报费用中哪些项目的花费最多。选定的起止日期可以是昨日、本周、本月，也可以是其他某段时间。

附表 4-10　××县医药费用项目汇总表

项目编码	类别	可报比例（%）	项目名称	规格	单价（元）	数量	金额	可报费用
01010101	抗菌药	100	阿莫西林片	0.25	0.20			
01010102	抗菌药	100	氨苄西林针	0.5	8.00			
01010102	抗菌药	100	氨苄西林胶囊	0.25	0.25			
……								
220201001	检查费	100	B超腹部检查	次	30			
……								

起止日期：　　年　月　日——　　年　月　日

附表 4-10 也可以根据需要而增加限制条件，如选定某医院某类项目，如"抗菌药"或"检查费";选定某医院某个项目、不同时段内的使用情况等，如选定某医院项目名称为"氨苄西林针"的药品，了解该药每个月的使用情况，其展示的内容见附表 4-11。

附表 4-11　××县××医院逐月医药费用项目汇总表

日期段	项目编码	类别	可报比例（%）	项目名称	规格	单价（元）	数量	金额（元）	可报费用（元）
本月（9月）	01010102	抗菌药	100	氨苄西林针	0.5	8.00	855	6840	6840
8 月	01010102	抗菌药	100	氨苄西林针	0.5	8.00	645	5160	5160
7 月	01010102	抗菌药	100	氨苄西林针	0.5	8.00	676	5408	5408
6 月	01010102	抗菌药	100	氨苄西林针	0.5	8.00	598	4784	4784
……	……								

起止日期：2009 年 3 月 1 日—2009 年 9 月 30 日

3.4 明细层：展示项目的明细情况，以进行明细层面的监管。基础数据是全县各定点医院病人的基本情况表和医药费用明细，展示形式见附表 4-12。表的一行是一条项目的明细信息，是监管的最小数据单元。可根据需要来设定调用明细的范围，如调用某病人某段时间内某药品的明细、调用某病人某段时间内某项目（如检查费）的明细、调用某医院某段时间内某检查项目的明细、调用所有病人某段时间内某检查项目的明细、调用所有病人某段时间内某药品的明细等等。表中数据可按选定的列进行排序，如按处方日期排序，按"医院＋金额"排序等。

附表 4-12　××县医药费用明细表

姓名	医院	当前诊断	处方日期时间	项目名称	规格	单价（元）	数量	金额（元）	项目编码	类别	可报比例（%）	可报费用（元）
合计	—	—	—	—	—	—	—	—	—	—	—	—
张三	一医院	中耳炎	20090907	阿莫西林片	0.25	0.20	6	1.20	01010101	抗菌药	100	1.20
张三	一医院	中耳炎	20090908	阿莫西林片	0.25	0.20	6	1.20	01010101	抗菌药	100	1.20
张三	一医院	中耳炎	20090909	阿莫西林片	0.25	0.20	6	1.20	01010101	抗菌药	100	1.20
刘四	一医院	扁桃体炎	20090907	氨苄西林针	0.5	8.00	4	3.20	01010101	抗菌药	100	3.20
刘四	一医院	扁桃体炎	20090907	氨苄西林针	0.5	8.00	4	3.20	01010101	抗菌药	100	3.20
刘四	一医院	扁桃体炎	20090907	氨苄西林针	0.5	8.00	4	3.20	01010101	抗菌药	100	3.20
……	……											

起止日期：2009 年 9 月 1 日—2009 年 9 月 30 日

以上列出的各级展示表可通过软件相互嵌套组成"多维数据树"，应用"钻取"工具来实现多维数据树的查询展示。如点击附表4-7中的"一医院"即可获得范围为一医院的病人医药费用分类表（格式见附表4-9）；点击附表4-9中的"张三"即可获得病人张三的医药费用项目汇总表（格式见附表4-10）；点击附表4-10中的"抗菌药"即可获得病人张三抗菌药的医药费用明细表（格式见附表4-12）；而点击附表4-12中的"抗菌药"即向上"钻取"获得病人张三的医药费用项目汇总表（格式见附表4-10）。这种向下、向上"钻取"的方式能为监管分析提供极大的方便。目前专用制表软件已较为成熟，能方便灵活的完成排序、过滤、汇总、检索和各类组合，使用专用软件可大大提高信息展示的效率。

本文提出的项目匹配、多级数据表的组织、信息展示仅是一个简单的框架，用户可根据实际需求做进一步的扩展与发挥，通过信息技术的应用来提升监管医药费用的水平。

参考文献（略）

（原载于《中国卫生信息管理杂志》2010 年第 3 期）

五、综合指标的频率排序在医院分诊中的应用

胡强　谭辉艳　董有方　许丹

引言

推进预约挂号、自助挂号是减少患者排队时间、改善医疗服务、提升就医体验的重要措施，国家卫健委要求"到2020 年，二级以上医疗机构

普遍提供分时段预约诊疗、智能导医分诊……"[3] 目前大多数医院已提供网上预约挂号、自助终端挂号等多种挂号方式，但对众多患者、特别是初诊患者而言，选择挂哪个科室的号仍然难以判断，需要借助医院门诊分诊台的护士来咨询解决。本文介绍一个基于综合指标的频率排序的分诊方法，即从病历主诉中提取症状建立"常用症状表"，患者从"常用症状表"中选取自身当前的症状，计算机根据患者选择的症状、就医日期、年龄、性别等信息，从医院既往病历中查找出与之匹配的全部"相似病例"，按"相似病例"的入院科室进行汇总统计，根据入院科室的排序频率为患者推荐分诊科室。

1. 资料来源

收集某医院一年的出院病历，建立"病历登记表"，"病历登记表"包含病历号、性别、年龄、入院日期、入院科室、分诊科室、主诉及症状1、症状2、症状3、症状4、症状5等项目。共收集17个住院科室42228份病历资料，并将其中41228份病历的病历号、性别、年龄、入院日期、入院科室、主诉等项目资料整理归集到"病历登记表"中。另留1000份病历作为"应用验证"资料。

2. 资料处理

2.1 主诉的整理

建立"主诉表"，"主诉表"包含主诉、主诉重复数（主诉相同的病历数量）、主诉中的症状数、症状1、症状2、症状3、症状4、症状5等项目。将"病历登记表"中的数据导入"主诉表"中，检查是否存在内容完全相同的"主诉"，如存在内容完全相同的"主诉"则计数出相同数量，保留其中的一条并删除其他相同的记录。41228份病历经整理后获主诉29435条。将"主诉表"中每条记录的"症状数"设置为0。

2.2 从主诉中抽取症状

建立"症状表",先将常见症状,如头痛、发热、腹泻、呕吐等列入其中。编写一个症状匹配程序,将"症状表"的症状逐一取出,与"主诉表"中的各条记录的"主诉"逐一比对,如果该主诉中包含此症状,则根据这条记录的"症状数",将此症状写入对应的症状字段中。

如:当该条记录的症状数为 0 时,这个症状就写入该记录的"症状 1"的字段中,随后将该记录的症状数加 1;如果"主诉表"的症状数为 1 时,这个症状就写入该记录的"症状 2"的字段中,随后将该记录的症状数加 1;依次类推。

"症状表"中的症状经过一轮的比对后,将"主诉表"按字段"症状数"排序,逐一查找"主诉"中是否还存在"症状表"中没有的"症状",如果存在,则将该症状添加到"症状表",再进行新一轮的症状比对与抽取。直至"主诉表"中 95% 以上记录的"症状数"大于 1(95% 以上的主诉至少提取出了一个症状)时停止从主诉中抽取症状的操作。

2.3 症状的整理

本次共抽取各类症状共 217 个,根据内涵相近的原则对症状进行整理与归并,如:将"眩晕""头晕""发晕"统一归并为"眩晕",将"食欲不振""食纳差""厌食""无食欲"统一归并为"食欲不振",等等。归并后建立"常用症状表","常用症状表"共有症状 61 个,统计各症状在 41228 条主诉中出现的频次并计算其被使用的频率(频次 /41228×100%),该内容见附表 5-1。

附表 5-1 41228 条主诉中抽出的症状、症状频次及使用频率统计

序号	症状名称	频次	使用频率(%)
1	咳嗽	7862	19.07
2	发热	6465	15.68
3	上腹部不适	4708	11.42
4	车祸	4508	10.94

（续表）

序号	症状名称	频次	使用频率（%）
5	呼吸异常	4427	10.74
6	下腹部不适	4300	10.43
7	胸闷	4290	10.41
8	头昏	4193	10.17
9	咳痰	3384	8.21
10	腰部不适	2826	6.86
11	乏力	2385	5.78
12	尿异常	2381	5.77
13	眩晕	2375	5.76
14	精神异常	2281	5.53
15	孕前	2157	5.23
16	胸痛	1731	4.20
17	多饮	1656	4.02
18	女性－阴道或月经异常	1628	3.95
19	呕吐	1548	3.75
20	头痛	1511	3.67
21	肢体不适	1465	3.55
22	颈肩不适	1433	3.48
23	眼不适	1115	2.70
24	咯血	959	2.33
25	恶心	943	2.29
26	血糖增高	918	2.23
27	心悸	907	2.20
28	关节不适	903	2.19
29	失眠	902	2.19
30	检查发现肿块	899	2.18
31	大便异常	804	1.95
32	术后复查	799	1.94
33	腹泻	738	1.79
34	视物模糊	630	1.53
35	耳不适	626	1.52
36	口腔咽部不适	620	1.50
37	食欲不振	603	1.46
38	腰腿不适	576	1.40
39	皮肤不适	563	1.37
40	抽搐	455	1.10

（续表）

序号	症状名称	频次	使用频率（%）
41	鼻不适	381	0.92
42	神志不清	364	0.88
43	水肿	348	0.84
44	发育迟缓－儿童	293	0.71
45	检查发现－B彩超异常	264	0.64
46	血压增高	263	0.64
47	胸背部不适	241	0.58
48	黄疸	237	0.57
49	肛门不适	153	0.37
50	男性－阴部不适	131	0.32
51	检查发现－心电图异常	125	0.30
52	呕血	123	0.30
53	口角歪斜	112	0.27
54	检查发现－胆囊结石	111	0.27
55	检查发现－肝功能异常	77	0.19
56	进食梗阻	70	0.17
57	检查发现－肺部异影	64	0.15
58	检查发现－宫颈异常	43	0.11
59	检查发现－胆囊息肉	27	0.07
60	检查发现－肾功能异常	24	0.06
61	检查发现－尿蛋白	15	0.04

2.4 症状名称的标准化

将"常用症状表"中的61个症状视为标准名称，将"主诉表"中的各症状的名称按标准名称进行置换，如将"发晕"置换为"眩晕"、将"厌食"置换为"食欲不振"。然后，将各症状在主诉中出现的先后顺序分别排列到"症状1""症状2""症状3""症状4""症状5"的字段中。如主诉"食纳差，伴腹胀疲倦多饮3天"中的"食纳差"置换为"食欲不振"、"腹胀"置换为"上腹部不适"、"疲倦"置换为"乏力"。主诉中的症状置换后的示例情况见附表5-2。

附表 5-2　主诉症状标准化示例

主诉	重复数	主诉数	症状 1	症状 2	症状 3	症状 4	症状 5
食纳差，伴腹胀疲倦多饮 3 天	17	4	食欲不振	上腹部不适	乏力	多饮	
心慌发晕，伴胸闷气喘厌食半月	11	5	心悸	眩晕	胸闷	呼吸异常	食欲不振
……							

2.5 病历登记表中的症状标准化

编写一应用程序，将"病历登记表"中的"症状 1""症状 2""症状 3""症状 4""症状 5"中的症状名称用标准名称进行替换。如，原"病历登记表"中的"症状 1""症状 2""症状 3""症状 4""症状 5"中所有的"食纳差"均被替换为"食欲不振"，所有的"心慌"都被替换为"心悸"等。

3. 回代验证

3.1 提出"验证用例"

"病历登记表"中凡"性别""年龄""入院日期""入院科室"完整的，均作为"验证用例"，逐一提出每条验证用例的"性别""年龄""入院日期""症状 1""症状 2""症状 3""症状 4""症状 5"。这些项目是"验证用例"选分诊科室的基本情况。

如"验证用例甲"的基本情况：男，40 岁，入院日期：6 月 1 日，症状 1：心悸，症状 2：眩晕，症状 3：胸闷，症状 4：呼吸异常，症状 5：食欲不振。

3.2 查找"相似病例"

查找能与"验证用例"相匹配的"相似病例"，确认为"相似病例"的条件是"性别相同、年龄 ±20%、症状相同、入院日期 ±30 天"，其中症状相同的条件是：如果"验证用例"有 5 个症状，则具有相同 5 个症状，其症状排序相同或不同的记录均为"症状相同"的记录，如果"验证用例"只有 3 个症状，则具有相同 3 个症状且排序相同或不同均为"症状相同"的记录。"相似病例"不包括当前"验证用例"。

如确认"验证用例甲"的"相似病例"条件是"男性，年龄32～48岁，入院日期5月2日—7月1日，具有'心悸、眩晕、胸闷、呼吸异常、食欲不振'症状"，符合这一条件的病例均为"相似病例"。

3.3 频率排序

将查找出的全部"相似病例"按字段"入院科室"排序，计数各个"入院科室"的人次，每个"入院科室"的人次占所有"相似病例"的比例为这个"入院科室"的频率。按频率从高至低对"入院科室"进行排序。

3.4 确定"分诊科室"

频率最高的科室作为推荐给"验证用例"的"分诊科室"。当最高频率存在相同的科室时，则比较与"验证用例"的症状排序相同的记录，取记录数多的作为"分诊科室"；如果继续出现相同情况，再逐一计算频次相同的科室的"入院日期"的中位数值，取与"验证用例"的"入院日期"离差最小的科室作为"分诊科室"；如果仍旧存在相同情况，则比较相同的科室的"入院日期"中位数值、比较其"年龄"的中位数值等。均取与"验证用例"离差最小的科室作为推荐的"分诊科室"。

3.5 回代验证结果

42228份病历中选出"验证病例"41614份，验证病例的"入院科室"与计算推荐出的分诊"分院科室"相符合的为31973例，回代验证符合率为76.83％，各科室的分诊符合率见附表5-3。

附表5-3　各科室回代验证的例数与分诊科室符合率统计

科室	回代例数	符合例数	分诊科室符合率（％）
呼吸内科	5208	4221	81.05
儿科	5072	4812	94.87
结核病科	3232	1411	43.66
心血管内科	3007	2220	73.83
消化内科	2961	2159	72.91
神经内科	2434	1775	72.93

（续表）

科室	回代例数	符合例数	分诊科室符合率（%）
老年病科	2245	1446	64.41
精神心理科	1741	1705	97.93
肾病内科	1113	727	65.32
风湿免疫科	672	496	73.81
肝胆外科	2913	1945	66.77
骨外科	2829	2419	85.51
泌尿外科	1716	919	53.55
神经外科	1634	1108	67.81
耳鼻喉科	166	103	62.05
妇产科	3734	3602	96.46
眼科	937	905	96.58
合计	41614	31973	76.83

4. 应用验证

将预留的"应用验证"病历采用与回代验证相同的方法，获取其"分诊科室"，应用验证的1000份病历中有997份符合"应用验证"条件。其应用验证符合率为73.62%，具体情况见附表5-4。

附表5-4　各科室预留病历的例数与分诊科室符合率统计

科室	应用验证例数	符合例数	分诊科室符合率（%）
呼吸内科	129	96	74.42
儿科	156	130	83.33
结核病科	49	21	42.86
心血管内科	67	47	70.15
消化内科	70	45	64.29
神经内科	59	43	72.88
老年病科	51	33	64.71
精神心理科	51	47	92.16
肾病内科	25	16	64.00
风湿免疫科	17	13	76.47
肝胆外科	65	43	66.15
骨外科	72	59	81.94
泌尿外科	27	14	51.85
神经外科	37	25	67.57
耳鼻喉科	6	3	50.00
妇产科	87	73	83.91
眼科	29	26	89.66
合计	997	734	73.62

5. 讨论

5.1 分诊的实质是一种分类判别，由于科室与科室之间既无线性关联又无等级关系，传统的线性模型和判别分析方法难以满足实用需求。本文采用根据患者的症状、就医日期、年龄、性别等指标，从医院既往病历中匹配"相似病例"，根据"相似病例"的入院科室的频率排序来推荐分诊科室的方法，即"综合指标的频率排序法"，其回代验证符合率为76.83%，应用验证符合率为73.62%，表明该方法具有实用价值。

5.2 分诊是根据患者主要症状及明显的体征判断患者病情的隶属专科及病情的轻重缓急，合理安排就诊科室。既往的操作流程是挂号前患者自行判断病情和疾病所属学科，自行选定就诊科室或在门诊大厅的服务台进行咨询[4]。随着医院信息化建设的推进，大量自助设备的采用，特别是开通了手机等移动终端的挂号功能，患者挂号日趋方便。但选择就诊科室却成了制约自助挂号的瓶颈，不少医院的门诊科室多达二三十个，甚至更多，对初诊患者而言更是无从选择。尽管门诊大厅有不少空闲的自助设备挂号，但服务台前却依旧存在排长队询问某病症该挂哪个科室号的场景。"门诊分诊管理系统"已被列为国家卫健委《乡镇卫生院服务能力评价指南（2019年版）》和《社区卫生服务中心服务能力评价指南（2019年版）》中"信息管理"的日常运行管理系统应包括内容之一[5]。自助设备和手机等移动终端的智能分诊有着较强的市场需求[6]。

根据患者提供的症状进行分诊的方法有很多[7-11]，其采用的提取症状的方法可归纳为两大类，即枚举法和归纳法。枚举法一般从相关权威资料中获取症状，具有内容全面、术语规范的特点，但工作量大、易用性不强，且因患者医疗知识的不足而难确定选何症状。本文采用的归纳法，虽存在术语不甚规范、机构之间通用性差的缺陷，但其好处在于所提供可供选择的症状均来自临床常见疾病的主诉，症状数量的集合度高且易用性好。采用归纳法提取症状可作为基层医疗机构建立分诊模型的一个选择。

5.3 因疾病的表现除个体的症状外，还与其时间[12]和年龄[13]有着密切关联，如果症状相似且年龄和发病时间也相近，这些患者在相同科室就诊的可能性则较大，推荐就诊频率最高的科室为挂号的分诊科室的正确性也就越大。

本方法选用的分诊指标不仅仅是"症状"，还增加"入院日期""年龄""性别"，其分诊科室的回代符合率为76.83%、应用验证符合率为73.62%，能基本满足实用需求。受时间因素的影响，此方法的基础资料需要动态更新，建议医疗机构在项目启动时先采用本机构近期两三个月内的资料作为建立分诊模型的基础数据，随着应用的推进，将后续对象的资料不断迭代到模型中，并随着时间的推移而淘汰过期病例（如三个月前的病例）。采用动态更新基础数据是保证应用效果的需要。

5.4 本方法虽算法简单但运算量较大，台式计算机上一个验证的平均运算时间约10秒，难以满足网上智能分诊的实时性需求。因此，一方面需要优化算法提高运行效率；另一方面要改变目前以关系型数据库为基础的数据运算方法，引入云计算和大数据等技术手段，提升运算能力和效率，以满足网络运行实时性需求。

参考文献（略）

（原载于《现代经济信息》2020年第2期）

附 录

六、大数据在合理用药中的应用

谭辉艳　田媛　董有方

2019 年国家卫健委办公厅下发《关于印发医院智慧服务分级评估标准体系（试行）的通知》（国卫办医函〔2019〕236 号），医院智慧服务分级评估标准第九项"诊后服务 – 药品调剂与配送"三级二款："医院应根据本院的历史处方及可得到的其他医疗机构处方进行统一的合理用药检查。"根据文件要求，本文对大数据在合理用药检查中的应用进行探讨。

一、方法

1. 历史处方收集

收集某三甲医院近期连续一个月的门诊西药处方，以这批处方为"训练集"，建立判别比对模版。

2. 处方药品归集

将"训练集"处方归并为若干处方药品数据集。提取各处方中的药品名称；建立与药品名称对应的"药品分类目录"；根据"药品分类目录"对药品进行编码；按药品编码建立每张处方的"药品编码集"。根据"药品编码集"对处方进行归集，包括按药品名称进行归集、按药品分类进行归集。

3. 疾病诊断归集

将"训练集"处方归并为若干处方诊断数据集。提取各处方中的诊断名称；根据《国家卫生健康统计调查制度》"医院疾病名称目录"建立与诊断名称对应的"疾病分类目录"；根据"疾病分类目录"对诊断进行编码；按诊断编码建立每张处方的"诊断编码集"。根据"诊断编码集"对处方进行归集，包括按诊断名称进行归集、按诊断小类进行归集。

4. 选定比对参数

根据归集处方的分布频数，选定合理用药的"安全性"和"合理性"两个比对模版的阈值参数。

5. 回代应用

收集该三甲医院近五天内新增加的处方，对新增处方合理用药的"安全性"和"合理性"进行评估，并同步进行人工验证。

二、结果

1. 基本情况。共收集处方 18562 张，有效 15346 张，15346 张处方中男性 7940 名、女 7406 名，年龄 3 ～ 86 岁、平均 53.04 ± 21.56 岁。15346 张处方共使用药品 812 个品种，分属 92 个类、15 个大类，药品分类情况见附表 6–1（附后）。15346 张处方共有 1628 个诊断名称，分属 113 类、19 个大类，疾病诊断分类情况见附表 6–2（附后）。

2. 处方药品归集。处方中使用药品品种数量的情况见附表 6–3。从附表 6–3 可见 40.92 ％ 的处方为 1 ～ 2 个药品，开有 5 个药品的处方占 3.68 ％。

附表 6–3 处方中使用药品品种数量统计

药品品种数	处方数量	占比（％）
1	2808	18.30
2	3471	22.62
3	6172	40.22
4	2330	15.18
5	565	3.68
合计	15346	100.00

相同处方的分布频次情况见附表 6–4。从附表 6–4 可见 90 ％ 以上的处方有重复，仅 8.06 ％（1237 张）没有相同的处方。有 10 张及以上相同处方的占比在 80 ％ 以上。

附表 6–4 相同处方的分布频次情况

相同处方张数	处方数量	占比（％）
1（没有相同）	1237	8.06
2—	1639	10.68
10—	4665	30.40
50—	4166	27.15
100—	3639	23.71
合计	15346	100.00

按药品小类进行归集的相同处方分布频次见附表 6-5。从附表 6-5 可见，按药品小类进行归集的相同处方约占 96%，仅 634 张处方没有相同处方。

附表 6-5　按药品小类进行归集的相同处方分布频次

相同处方张数	处方数量	占比（%）
1（没有相同）	634	4.13
2—	1205	7.85
10—	4642	30.25
50—	3149	20.52
100—	5716	37.25
合计	15346	100.00

3. 处方疾病诊断归集。处方中疾病诊断按病名归集相同的处方占比情况见附表 6-6。从附表 6-6 可见近 90% 的疾病诊断有相同情况发生，没有相同诊断的处方占 11.06%（1697 张）。

附表 6-6　疾病诊断按病名归集、相同的处方占比情况

诊断处方张数	处方数量	占比（%）
1（没有相同）	1697	11.06
2—	872	5.68
10—	3655	23.82
50—	3961	25.81
100—	5161	33.63
合计	15346	100.00

疾病诊断按小类归集、相同的处方占比情况见附表 6-7。从附表 6-7 可见，近 99.8% 的疾病诊断有相同情况，仅 25 张处方没有相同诊断。

附表 6-7　疾病诊断按小类归集、相同的处方占比情况

诊断处方张数	处方数量	占比（%）
1（没有相同）	25	0.16
2—	206	1.34
10—	6553	42.7
50—	3292	21.45
100—	5271	34.35
合计	15346	100.00

4. 选定比对参数

根据归集处方的分布频数，拟选定大于 9 人次为合理用药的"安全性"的比对参数，即某张处方如果存在 9 张以上性别相同、年龄相近的相同处方，即判定该处方为"安全"；此处的年龄相近是指其年龄在 ±20% 范围内。例如某男性，30 岁患者，处方开具有 A、B、C 三种药，如果在"训练集"中存在 9 张以上年龄为 24～36 岁的男性，开具有 A、B、C 三种药的处方，则判定该处方为"安全"。

根据归集处方疾病诊断的分布频数，拟选定按疾病小类大于 9 人次为合理用药的"合理性"的比对参数。例如某男性，30 岁患者，疾病诊断的小类为 I03，处方开具有 A、B、C 三种药，如果在"训练集"中存在 9 张以上年龄为 24～36 岁的男性，疾病诊断的小类为 I03，开具有 A、B、C 三种药的处方，则判定该处方为"合理"。

5. 回代应用结果

收集该三甲医院近三天内新增加的处方 1845 张，对新增处方进行合理用药的"安全性"和"合理性"进行评估，判定为"安全"的 1683 张、占 91.22%，判定为"合理"的 1429 张、占 77.45%。经人工验证，计算机判定为"安全""合理"的处方中未发现存在缺陷的处方。

计算机未予判定"安全"的 162 张处方中，87 张存在缺陷；未予判定"合理"的 416 张处方中，149 张存在缺陷。

三、讨论

1. 将计算机判断结果进行经人工验证，计算机判定为"安全""合理"的处方中未发现存在缺陷的处方。此表明应用大数据对合理用药的"安全性"和"合理性"进行评估是可行的，随着应用范围和样本的不断增加，判别符合率可进一步提升。

2. 计算机判别的实用性探讨：计算机不代替人工审方，但可辅助人工审方，实际应用中可采取这样的流程：在计算机判定为"安全""合理"的处方中进行抽检以防止漏判，对计算机未予判定"安全"处方进行全人工复审并将审方中发现的问题归纳为"规则"而提升计算机的判别能力。

3. 计算机的审方可提高人工审方的效率和质量。一方面节约人工审核的工作量，另一方面将人工的精力集中到对未予判定"安全"处方审核上，可提高人工审核的质量。

附表 6-1　药品分类情况

大类代码	大类名称	小类代码	小类名称
A	抗生素类	A11	β-内酰胺酶抑制剂-复方制剂
A	抗生素类	A12	氨基糖苷类
A	抗生素类	A13	吡咯类
A	抗生素类	A14	大环内酯类
A	抗生素类	A15	多烯类
A	抗生素类	A16	磺胺类及其增效剂
A	抗生素类	A17	喹诺酮类
A	抗生素类	A18	林可酰胺类
A	抗生素类	A19	其他抗生素类抗感染药
A	抗生素类	A20	青霉素类
A	抗生素类	A21	四环素类
A	抗生素类	A22	头孢菌素类
A	抗生素类	A23	烯丙胺类
A	抗生素类	A24	硝基呋喃类
A	抗生素类	A25	硝基咪唑类
B	抗病毒类	B11	蛋白酶抑制剂
B	抗病毒类	B12	广谱抗病毒药
B	抗病毒类	B13	其他抗病毒药
C	神经系统	C11	解热镇痛抗炎药
C	神经系统	C12	抗癫痫及抗惊厥药
C	神经系统	C13	抗精神病药
C	神经系统	C14	抗脑血管病药
C	神经系统	C15	抗帕金森病药
C	神经系统	C16	抗痛风药

（续表）

大类代码	大类名称	小类代码	小类名称
C	神经系统	C17	抗抑郁抗躁狂药
C	神经系统	C18	抗重症肌无力药
C	神经系统	C19	其他神经系统用药
C	神经系统	C20	镇静、催眠药
C	神经系统	C21	镇痛药
C	神经系统	C22	中枢神经兴奋药
D	毒麻精神类	D11	第二类精神药品
D	毒麻精神类	D12	局部麻醉药
D	毒麻精神类	D13	麻醉辅助药
D	毒麻精神类	D14	麻醉药品
D	毒麻精神类	D15	麻醉用药
D	毒麻精神类	D16	全身麻醉药
E	心血管系统	E11	防治心绞痛药
E	心血管系统	E12	抗高血压药
E	心血管系统	E13	抗心律失常药
E	心血管系统	E14	抗休克药
E	心血管系统	E15	其他循环系统用药
E	心血管系统	E16	调节血脂药及抗动脉粥样硬化
F	呼吸系统	F11	感冒用药
F	呼吸系统	F12	平喘药
F	呼吸系统	F13	祛痰药
F	呼吸系统	F14	镇咳药
G	消化系统	G11	促胃肠动力药与止吐、催吐药
G	消化系统	G12	肛肠科用药
G	消化系统	G13	微生态制剂
G	消化系统	G14	胃肠解痉药
G	消化系统	G15	泻药、止泻药
G	消化系统	G16	治疗肝性脑病药与肝病辅助药
G	消化系统	G17	治疗消化性溃疡药
H	血液系统	H11	促白细胞增生药
H	血液系统	H12	促凝血药
H	血液系统	H13	抗凝血药
H	血液系统	H14	抗贫血药
H	血液系统	H15	抗血小板聚集药
I	泌尿系统	I11	利尿药
I	泌尿系统	I12	其他泌尿系统用药

（续表）

大类代码	大类名称	小类代码	小类名称
I	泌尿系统	I13	前列腺疾病用药
J	妇产科	J11	妇产科用药
K	五官科	K11	耳鼻喉科用药
K	五官科	K12	口腔科用药
K	五官科	K13	眼科用药
L	抗肿瘤类	L11	芳香化酶抑制剂
L	抗肿瘤类	L12	激素类抗肿瘤药
L	抗肿瘤类	L13	抗代谢药
M	维生素类	M11	肠内营养药
M	维生素类	M12	肠外营养药
M	维生素类	M13	复合维生素制剂
M	维生素类	M14	微量元素与矿物质
M	维生素类	M15	维生素B属
N	激素免疫类	N11	垂体激素及下丘脑释放激素药
N	激素免疫类	N12	雌激素类及抗雌激素药
N	激素免疫类	N13	钙代谢调节药物及抗骨质疏松
N	激素免疫类	N14	甲状腺激素及抗甲状腺类药
N	激素免疫类	N15	抗组胺药
N	激素免疫类	N16	口服降糖药
N	激素免疫类	N17	免疫增强剂
N	激素免疫类	N18	其他激素及调节内分泌功能药
N	激素免疫类	N19	其他降糖药
N	激素免疫类	N20	肾上腺皮质激素类药
N	激素免疫类	N21	胰岛素及其类似物
N	激素免疫类	N22	孕激素类与抗孕激素类药
O	其他	O11	阿片类中毒解毒药
O	其他	O12	电解质平衡调节药
O	其他	O13	酶及辅酶类药
O	其他	O14	皮肤科用药
O	其他	O15	其他解毒药
O	其他	O16	氰化物中毒解毒药
O	其他	O17	驱肠虫药

附表 6-2　疾病诊断分类情况统计

大类编码	诊断大类名称	小类编码	诊断小类名称
A	1 传染病和寄生虫病	A00	传染病和寄生虫病小计
A	1 传染病和寄生虫病	A01	其中：肠道传染病
A	1 传染病和寄生虫病	A02	细菌性痢疾
A	1 传染病和寄生虫病	A03	结核病
A	1 传染病和寄生虫病	A04	病毒性肝炎
B	2 肿瘤	B00	肿瘤疾病小计
B	2 肿瘤	B01	恶性肿瘤
B	2 肿瘤	B02	其中：鼻咽恶性肿瘤
B	2 肿瘤	B03	食管恶性肿瘤
B	2 肿瘤	B04	胃恶性肿瘤
B	2 肿瘤	B05	直肠和肛门恶性肿瘤
B	2 肿瘤	B06	肝和肝内胆管恶性肿瘤
B	2 肿瘤	B07	气管、支气管、肺恶性肿瘤
B	2 肿瘤	B08	骨、关节软骨恶性肿瘤
B	2 肿瘤	B09	乳房恶性肿瘤
B	2 肿瘤	B10	原位癌
B	2 肿瘤	B11	其中：子宫颈原位癌
B	2 肿瘤	B12	良性肿瘤
B	2 肿瘤	B13	其中：皮肤良性肿瘤
B	2 肿瘤	B14	乳房良性肿瘤
B	2 肿瘤	B15	子宫平滑肌瘤
B	2 肿瘤	B16	卵巢良性肿瘤
B	2 肿瘤	B17	甲状腺良性肿瘤
C	3 血液、造血器官及免疫疾病	C00	血液、造血器官及免疫疾病小计
C	3 血液、造血器官及免疫疾病	C01	其中：贫血
D	4 内分泌、营养和代谢疾病	D00	内分泌、营养和代谢疾病小计
D	4 内分泌、营养和代谢疾病	D01	其中：甲状腺功能亢进
D	4 内分泌、营养和代谢疾病	D02	糖尿病
E	5 精神和行为障碍	E00	精神和行为障碍小计
F	6 神经系统疾病	F00	神经系统疾病小计

（续表）

大类编码	诊断大类名称	小类编码	诊断小类名称
F	6 神经系统疾病	F01	其中：中枢神经系统炎性疾病
F	6 神经系统疾病	F02	帕金森病
F	6 神经系统疾病	F03	癫痫
G	7 眼和附器疾病	G00	眼和附器疾病小计
G	7 眼和附器疾病	G01	其中：晶状体疾病
G	7 眼和附器疾病	G02	内：老年性白内障
G	7 眼和附器疾病	G03	视网膜脱离和断裂
G	7 眼和附器疾病	G04	青光眼
H	8 耳和乳突疾病	H00	耳和乳突疾病小计
H	8 耳和乳突疾病	H01	其中：中耳和乳突疾病
I	9 循环系统疾病	I00	循环系统疾病小计
I	9 循环系统疾病	I01	其中：急性风湿热
I	9 循环系统疾病	I02	慢性风湿性心脏病
I	9 循环系统疾病	I03	高血压
I	9 循环系统疾病	I04	内：高血压性心脏和肾脏病
I	9 循环系统疾病	I05	缺血性心脏病
I	9 循环系统疾病	I06	内：心绞痛
I	9 循环系统疾病	I07	急性心肌梗死
I	9 循环系统疾病	I08	心律失常
I	9 循环系统疾病	I09	心力衰竭
I	9 循环系统疾病	I10	脑血管病
I	9 循环系统疾病	I11	内：颅内出血
I	9 循环系统疾病	I12	脑梗死
I	9 循环系统疾病	I13	大脑动脉闭塞和狭窄
I	9 循环系统疾病	I14	静脉炎和血栓形成
I	9 循环系统疾病	I15	下肢静脉曲张
J	10 呼吸系统疾病	J00	呼吸系统疾病小计
J	10 呼吸系统疾病	J01	其中：急性上呼吸道感染
J	10 呼吸系统疾病	J02	流行性感冒
J	10 呼吸系统疾病	J03	肺炎
J	10 呼吸系统疾病	J04	慢性鼻窦炎
J	10 呼吸系统疾病	J05	慢性扁桃体和腺样体疾病
J	10 呼吸系统疾病	J06	慢性下呼吸道疾病
J	10 呼吸系统疾病	J07	内：哮喘

（续表）

大类编码	诊断大类名称	小类编码	诊断小类名称
J	10 呼吸系统疾病	J08	外部物质引起的肺病
K	11 消化系统疾病	K00	消化系统疾病小计
K	11 消化系统疾病	K01	其中：口腔疾病
K	11 消化系统疾病	K02	胃及十二指肠溃疡
K	11 消化系统疾病	K03	阑尾炎
K	11 消化系统疾病	K04	疝
K	11 消化系统疾病	K05	内：腹股沟疝
K	11 消化系统疾病	K06	肠梗阻
K	11 消化系统疾病	K07	肝硬化
K	11 消化系统疾病	K08	胆石症和胆囊炎
K	11 消化系统疾病	K09	急性胰腺炎
L	12 皮肤和皮下组织疾病	L00	皮肤和皮下组织疾病小计
M	13 肌肉骨骼系统和结缔组织疾病	M00	肌肉骨骼系统和结缔组织疾病小计
M	13 肌肉骨骼系统和结缔组织疾病	M01	其中：炎性多关节病
M	13 肌肉骨骼系统和结缔组织疾病	M02	内：类风湿性关节炎
M	13 肌肉骨骼系统和结缔组织疾病	M03	痛风
M	13 肌肉骨骼系统和结缔组织疾病	M04	其他关节病
M	13 肌肉骨骼系统和结缔组织疾病	M05	系统性结缔组织病
M	13 肌肉骨骼系统和结缔组织疾病	M06	内：系统性红斑狼疮
M	13 肌肉骨骼系统和结缔组织疾病	M07	脊椎关节强硬
M	13 肌肉骨骼系统和结缔组织疾病	M08	椎间盘疾病
M	13 肌肉骨骼系统和结缔组织疾病	M09	骨密度和骨结构疾病
M	13 肌肉骨骼系统和结缔组织疾病	M10	内：骨质疏松
M	13 肌肉骨骼系统和结缔组织疾病	M11	骨髓炎
N	14 泌尿生殖系统疾病	N00	泌尿生殖系统疾病
N	14 泌尿生殖系统疾病	N01	其中：肾小球疾病
N	14 泌尿生殖系统疾病	N02	肾盂肾炎

（续表）

大类编码	诊断大类名称	小类编码	诊断小类名称
N	14 泌尿生殖系统疾病	N03	肾衰竭
N	14 泌尿生殖系统疾病	N04	尿石病
N	14 泌尿生殖系统疾病	N05	膀胱炎
N	14 泌尿生殖系统疾病	N06	尿道狭窄
N	14 泌尿生殖系统疾病	N07	男性生殖器官疾病
N	14 泌尿生殖系统疾病	N08	内：前列腺增生
N	14 泌尿生殖系统疾病	N09	乳房疾患
N	14 泌尿生殖系统疾病	N10	女性盆腔炎性疾病
N	14 泌尿生殖系统疾病	N11	子宫内膜异位
N	14 泌尿生殖系统疾病	N12	女性生殖器脱垂
O	15 妊娠、分娩和产褥期	O00	妊娠、分娩和产褥期
P	16 起源于围生期疾病	P00	起源于围生期疾病
P	16 起源于围生期疾病	P01	胎儿和新生儿溶血性疾病
P	16 起源于围生期疾病	P02	新生儿硬肿症
Q	17 症状、体征与检验异常	Q00	症状、体征与检验异常
R	18 损伤和中毒	R00	损伤和中毒
R	18 损伤和中毒	R02	其中：骨折
R	18 损伤和中毒	R03	内：颅骨和面骨骨折
R	18 损伤和中毒	R04	股骨骨折
R	18 损伤和中毒	R05	多部位骨折
R	18 损伤和中毒	R06	烧伤和腐蚀伤
S	19 其他	S00	其他

（原载于《现代经济信息 2020 年第 2 期》）

附录二：有关政策文件

1. 财政部《关于印发医院会计制度的通知》（财会〔2010〕27号）

2. 财政部《关于印发医院财务制度的通知》（财社〔2010〕306号）

3. 习近平总书记在中国共产党第十九次全国代表大会上的报告（2017年10月18日）

4. 国务院办公厅《关于建立现代医院管理制度的指导意见》（国办发〔2017〕67号）

5. 中共中央办公厅印发《关于加强公立医院党的建设工作的意见》（2018年6月25日）

6. 中共浙江省委《关于推进清廉浙江建设的决定》（2018年7月20日中国共产党浙江省第十四届委员会第三次全体会议通过）

7. 浙江省卫生计生委《关于推进清廉医院建设的实施意见》（浙卫发〔2018〕49号）

8. 国务院办公厅《关于改革完善医疗卫生行业综合监管制度的指导意见》（国办发〔2018〕63号）

9. 国家医疗保障局令第2号《医疗机构医疗保障定点管理暂行办法》

10. 杭州卫生健康委《关于印发杭州市卫生健康委员会清廉医院建设三年行动计划（2020—2022）的通知》（杭卫委〔2020〕1号）

11. 国家卫生健康委《关于印发公立医院全面预算管理制度实施办法的通知》（国卫财务发〔2020〕30号）

12. 国家卫生健康委《关于印发紧密型县域医疗卫生共同体建设评判标准和监测指标体系（试行）的通知》（国卫办基层发〔2020〕12号）

13. 国家卫生健康委《关于加强全民健康信息标准化体系建设的意见》（国卫办规划发〔2020〕14号）

14. 《关于深入推进"互联网+医疗健康""五个一"服务行动的通知》（国卫规划发〔2020〕22号）

15. 国家卫生健康委《关于印发三级医院评审标准（2020年版）的通知》（国卫医发〔2020〕26号）

16. 国家卫生健康委《关于加强公立医院运营管理的指导意见》（国卫财务发〔2020〕27号）

17. 国家卫生健康委《关于印发进一步规范医疗行为促进合理医疗检查的指导意见的通知》（国卫医发〔2020〕29号）

18. 国家卫生健康委《关于印发公立医院全面预算管理制度实施办法的通知》（国卫财务发〔2020〕30号）

19. 国家卫生健康委《关于印发公立医院内部控制管理办法的通知》（国卫财务发〔2020〕31号）

20. 国家医疗保障局办公室《关于印发区域点数法总额预算和按病种分值付费试点工作方案的通知》（医保办发〔2020〕45号）

21. 国家医疗保障局办公室《关于印发国家医疗保障按病种分值付费（DIP）技术规范和DIP病种目录库（1.0版）的通知》（医保办发〔2020〕50号）

22. 国家医保局人力资源社会保障部《关于印发国家基本医疗保险、工伤保险和生育保险药品目录（2020年）的通知》（医保发〔2020〕53号）

23. 国家卫生健康委办公厅《关于进一步完善预约诊疗制度加强智慧医院建设的通知》（国卫办医函〔2020〕405号）

24. 国家卫生健康委办公厅《关于采集二级和三级公立医院2019年度绩效考核数据有关工作的通知》（国卫办医函〔2020〕438号）

25. 中共长沙市委《关于推进清廉长沙建设的实施意见》（2021年10月15日）

26. 国务院深化医药卫生体制改革领导小组《关于深入推广福建省三明市经验深化医药卫生体制改革的实施意见》（国医改发〔2021〕2号）

27. 国家卫生健康委《关于印发公立医院成本核算规范的通知》（国卫财务发〔2021〕4号）

28. 国务院办公厅《关于全面加强药品监管能力建设的实施意见》（国办发〔2021〕16号）

29. 国家卫生健康委办公厅《关于印发长期处方管理规范（试行）的通知》（国卫办医发〔2021〕17号）

30. 国务院办公厅《关于推动公立医院高质量发展的意见》（国办发〔2021〕18号）

31. 国家卫生健康委办公厅《关于印发三级医院评审标准（2020年版）实施细则的通知》（国卫办医发〔2021〕19号）

32. 中共湖南省委《关于推进清廉湖南建设的意见》（湘发〔2021〕19号）

33. 财政部《关于印发事业单位成本核算具体指引——公立医院的通知》（财会〔2021〕26号）

34. 国家卫生健康委《关于印发公立医院高质量发展促进行动（2021—2025年）的通知》（国卫医发〔2021〕27号）

35. 国家卫生健康委办公厅《关于印发病案管理质量控制指标（2021年版）的通知》（国卫办医函〔2021〕28号）

36. 国务院办公厅《关于印发"十四五"全民医疗保障规划的通知》（国办发〔2021〕36号）

37. 国家卫生健康委、国家医保局《关于印发医疗机构工作人员廉洁从业九项准则的通知》（国卫医发〔2021〕37号）

38. 国家卫生健康委《关于印发医疗机构工作人员廉洁从业九项准则的通知》（国卫医发〔2021〕37号）

39. 国务院医改领导小组秘书处《关于综合医改试点省份率先推动公立医院高质量发展的通知》（国医改秘函〔2021〕40 号）

40. 国家医保局人力资源社会保障部《关于印发国家基本医疗保险、工伤保险和生育保险药品目录（2021 年）》的通知》（医保发〔2021〕50 号）

41. 国务院医改领导小组秘书处《关于抓好深入推广福建省三明市经验深化医药卫生体制改革实施意见落实的通知》（国医改秘函〔2021〕67 号）

42. 国家卫生健康委办公厅《关于印发医院智慧管理分级评估标准体系（试行）的通知》（国卫办医函〔2021〕86 号）

43. 国家卫生健康委办公厅《关于开展医疗服务多元化监管工作的通知》（国卫办监督函〔2021〕150 号）

44. 国家卫生健康委、国家中医药局《关于印发全国医疗机构及其工作人员廉洁从业行动计划（2021—2024 年）的通知》（国卫医函〔2021〕169 号）

45. 国家卫生健康委办公厅《关于印发医疗机构药学门诊服务规范等 5 项规范的通知》（国卫办医函〔2021〕520 号）

46. 国家卫生健康委办公厅《关于推广三明市分级诊疗和医疗联合体建设经验的通知》（国卫办医函〔2021〕547 号）

47. 国家发改委《关于印发"十四五"优质高效医疗卫生服务体系建设实施方案的通知》（发改社会〔2021〕893 号）

48. 中共中央办公厅印发《关于加强新时代廉洁文化建设的意见》（2022 年 2 月 24 日）

49. 湖南省委办公厅印发《关于加强新时代廉洁文化建设的若干措施》（2022 年 7 月 5 日）

50. 国家卫生健康委办公厅《关于印发互联网诊疗监管细则（试行）的通知》（国卫办医发〔2022〕2 号）

51. 国家卫生健康委《关于印发医疗机构检查检验结果互认管理办法的通知》（国卫医发〔2022〕6 号）

52. 国务院医改领导小组秘书处《关于抓好推动公立医院高质量发展意见落实的通知》（国医改秘函〔2022〕6 号）

53. 国家卫生健康委办公厅《关于印发医疗机构门诊质量管理暂行规定的通知》（国卫办医发〔2022〕8 号）

54. 国家卫生健康委办公厅《关于印发公立医院高质量发展评价指标（试行）的通知》（国卫办医发〔2022〕9 号）

55. 国家卫生健康委《关于印发卫生健康系统贯彻落实以基层为重点的新时代党的卫生与健康工作方针若干要求的通知》（国卫基层发〔2022〕20 号）

56. 国家卫生健康委、国家中医药局、国家疾控局《关于印发"十四五"全民健康信息化规划的通知》（国卫规划发〔2022〕30 号）

57. 国家卫生健康委办公厅《关于印发国家三级公立医院绩效考核操作手册（2022 版）的通知》（国卫办医函〔2022〕92 号）

58. 国家卫生健康委办公厅《关于做好 2022 年紧密型县域医共体建设监测工作的通知》（国卫办基层函〔2022〕93 号）

59. 国家卫生健康委、国家医保局《关于进一步加强用药安全管理提升合理用药水平的通知》（国卫医函〔2022〕122 号）

60. 国家卫生健康委办公厅《关于印发公立医院运营管理信息化功能指引的通知》（国卫办财务函〔2022〕126 号）

61. 国家卫生健康委《关于印发公立医院运营管理信息化功能指引的通知》（国卫办财务函〔2022〕126 号）

62. 国家卫生健康委办公厅《关于印发国家二级公立医院绩效考核操作手册（2022 版）的通知》（国卫办医函〔2022〕165 号）

63. 国家发展改革委、国家卫生健康委、国家中医药局《关于印发有序扩大国家区域医疗中心建设工作方案的通知》（发改社会〔2022〕527号）

64. 国务院办公厅《关于深入推进跨部门综合监管的指导意见》（国办发〔2023〕1号）

65. 中共中央办公厅、国务院办公厅印发《关于进一步加强财会监督工作的意见》（中办发〔2023〕4号）